75 Exercices Et Jeux de MÉMOIRE

Pour Les Seniors

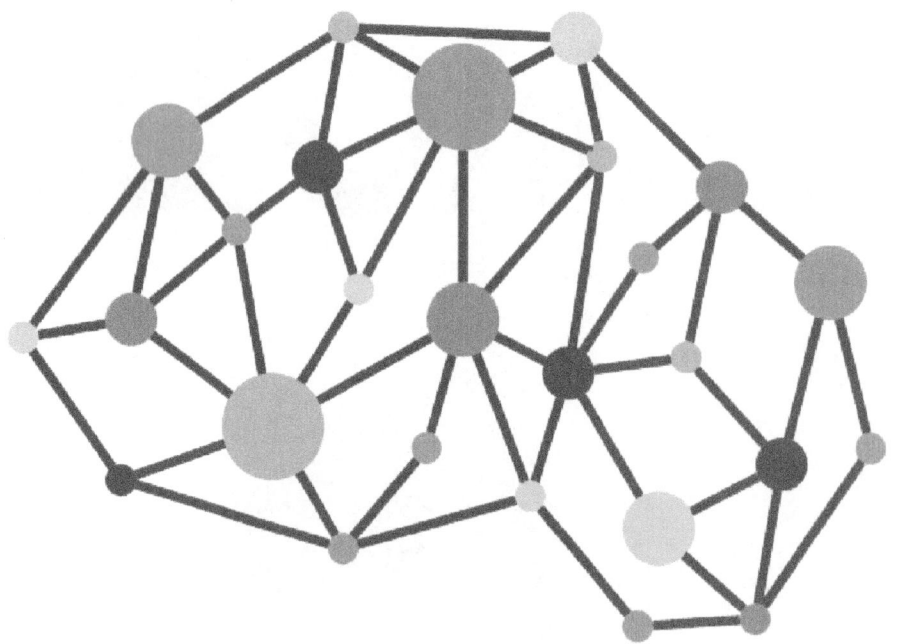

Copyright © 2023 par Cogni Pass
Tous droits réservés.
Crédits : Images de Freepik.

Nos Conseils

Exercices Variés

Il est conseillé de suivre l'ordre des exercices, car ils ont été conçus pour augmenter la difficulté progressivement. Si l'un d'eux vous pose problème, pas de souci, passez à l'exercice suivant et revenez-y plus tard.

Entraînement Quotidien

L'objectif principal est de s'entraîner tous les jours. Essayez de faire au moins deux exercices par jour, en fonction de votre disponibilité.

Profitez de l'Expérience

Nous espérons que vous apprécierez ce livre, y trouvant du plaisir tout en prenant soin de votre mémoire et de votre esprit.

Instructions

Mots Mêlés

Retrouvez et entourez dans la grille les mots proposés dans la liste. Les mots peuvent être inscrits selon les 8 directions:

Haut (↑), Bas (↓), gauche (←), droite (→) et diagonales (↗ ↘).

Mots Croisés

Utilisez les définitions pour remplir la grille en inscrivant des mots qui se croisent. Toutes les cases doivent être remplies.

Autres exercices

Lisez attentivement les instructions en haut de chaque exercice. Prenez le temps de bien comprendre chaque exercice et de le réaliser correctement avant de passer au suivant.

Mots Mêlés
Faire La Fête

```
E M B G X B Y E S N A D
U Q T U T R E I K X J E
Q H E N J R M Z P M L L
I J D Z I A R I R E S L
S Z B O N H E U R C C I
U S S B L N T J E N A M
M T E D U N X L F A D A
F A N C R F E M W I E F
N L N Y I B F Y K B A M
C C V J R L G E K M U N
L E J E N M E P T A X N
P A R T A G E D Q D N Z
```

- ☐ AMBIANCE
- ☐ AMIS
- ☐ BONHEUR
- ☐ BUFFET
- ☐ CADEAUX
- ☐ CÉLÉBRER
- ☐ DANSE
- ☐ DÉLICES
- ☐ ÉCLATS
- ☐ FAMILLE
- ☐ JEUX
- ☐ MUSIQUE
- ☐ PARTAGE
- ☐ RIRES
- ☐ SOIRÉE

1

Jeu des Ombres
Trouvez l'ombre qui correspond à l'image:

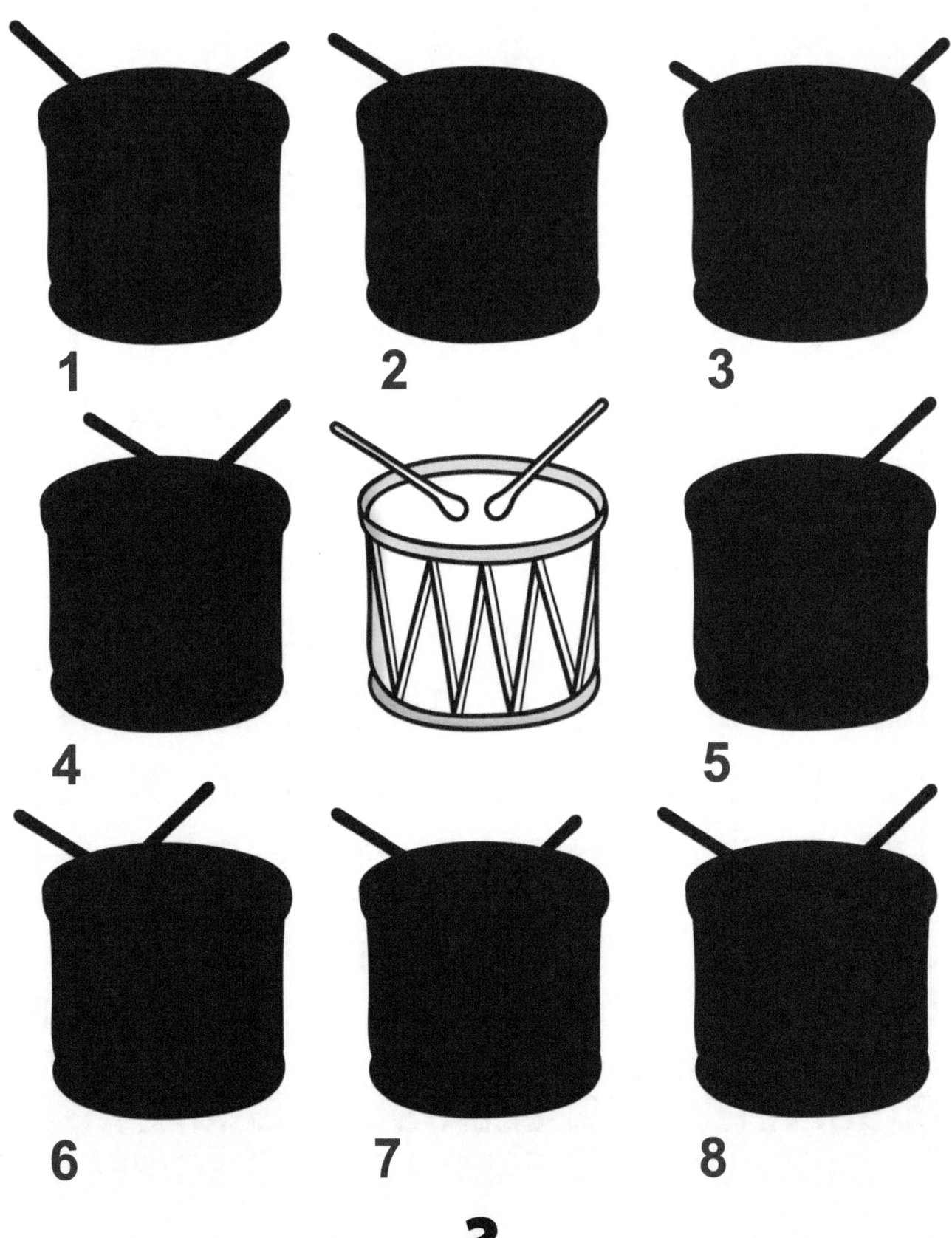

2

Ordre Croissant

Classez les nombres du plus petit au plus grand dans chaque cas suivant:

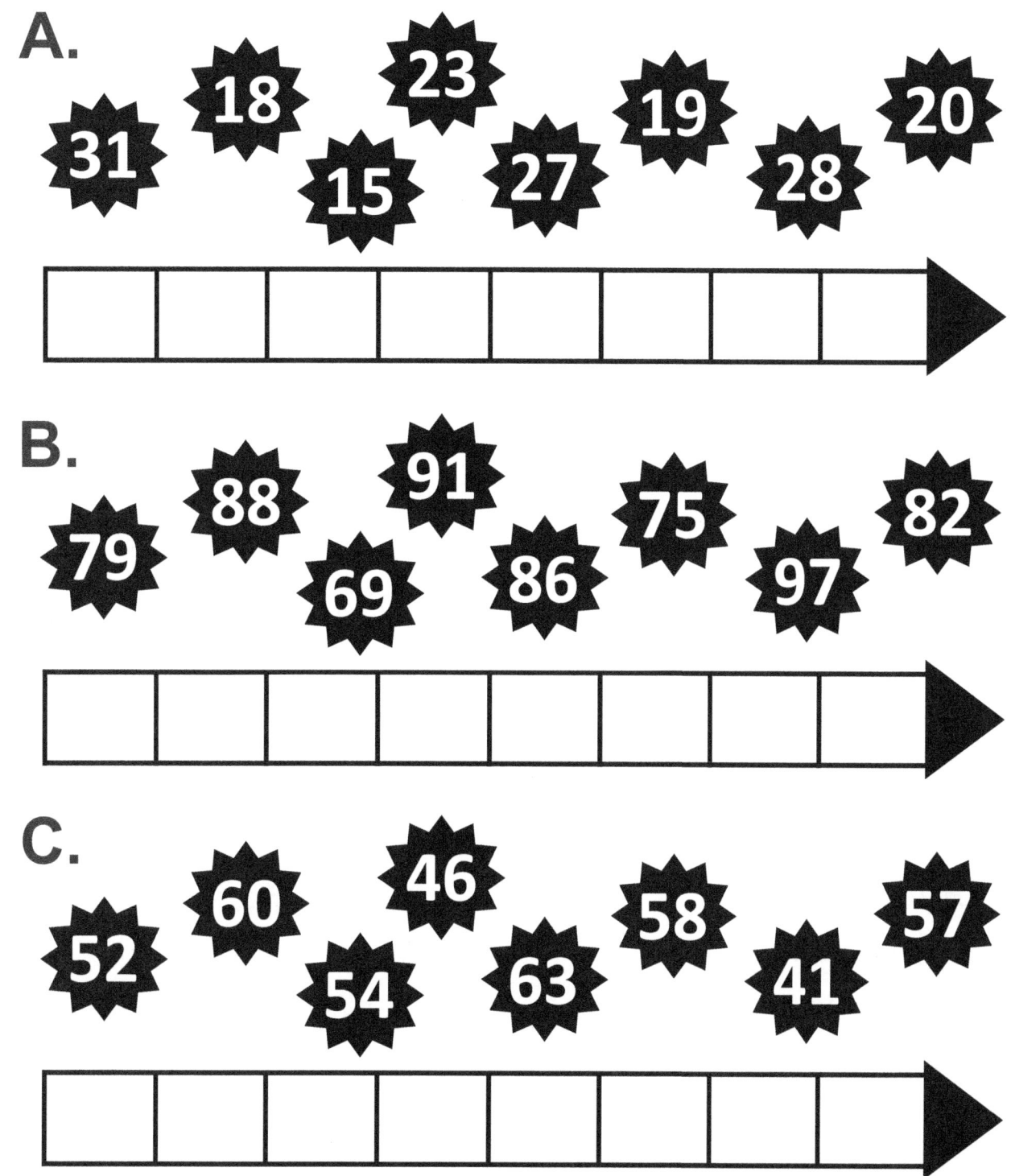

Jeu de Devinettes

Devinez les objets à partir des indices:

◆ commençant par la lettre **L**, ◆ utilisée pour l'éclairage. 1. _____	◆ commençant par la lettre **P**, ◆ sert à sauter ou frire des aliments. 2. _____
◆ commençant par la lettre **M**, ◆ sert à amplifier la voix. 3. _____	◆ commençant par la lettre **R**, ◆ sert à faire couler de l'eau. 4. _____
◆ commençant par la lettre **C**, ◆ utilisée pour faire des calculs. 5. _____	◆ commençant par la lettre **B**, ◆ utilisée pour s'orienter. 6. _____

Mémoire Visuelle

Observez attentivement cette figure pendant 20 secondes. Ensuite, tournez la page pour poursuivre l'exercice.

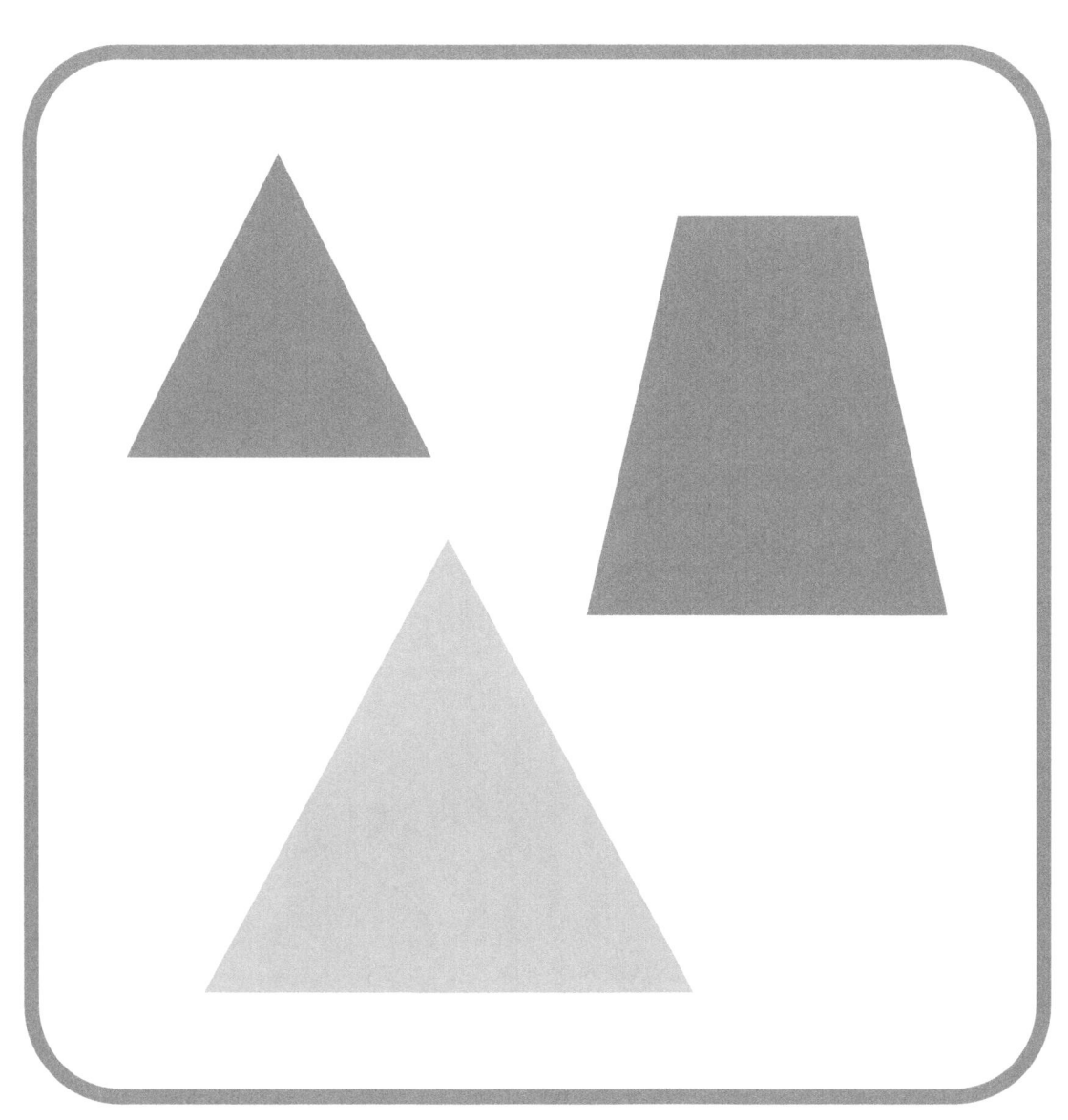

Mémoire Visuelle

Retrouvez la figure qui vous a été présentée au recto de cette page parmi les 4 figures suivantes:

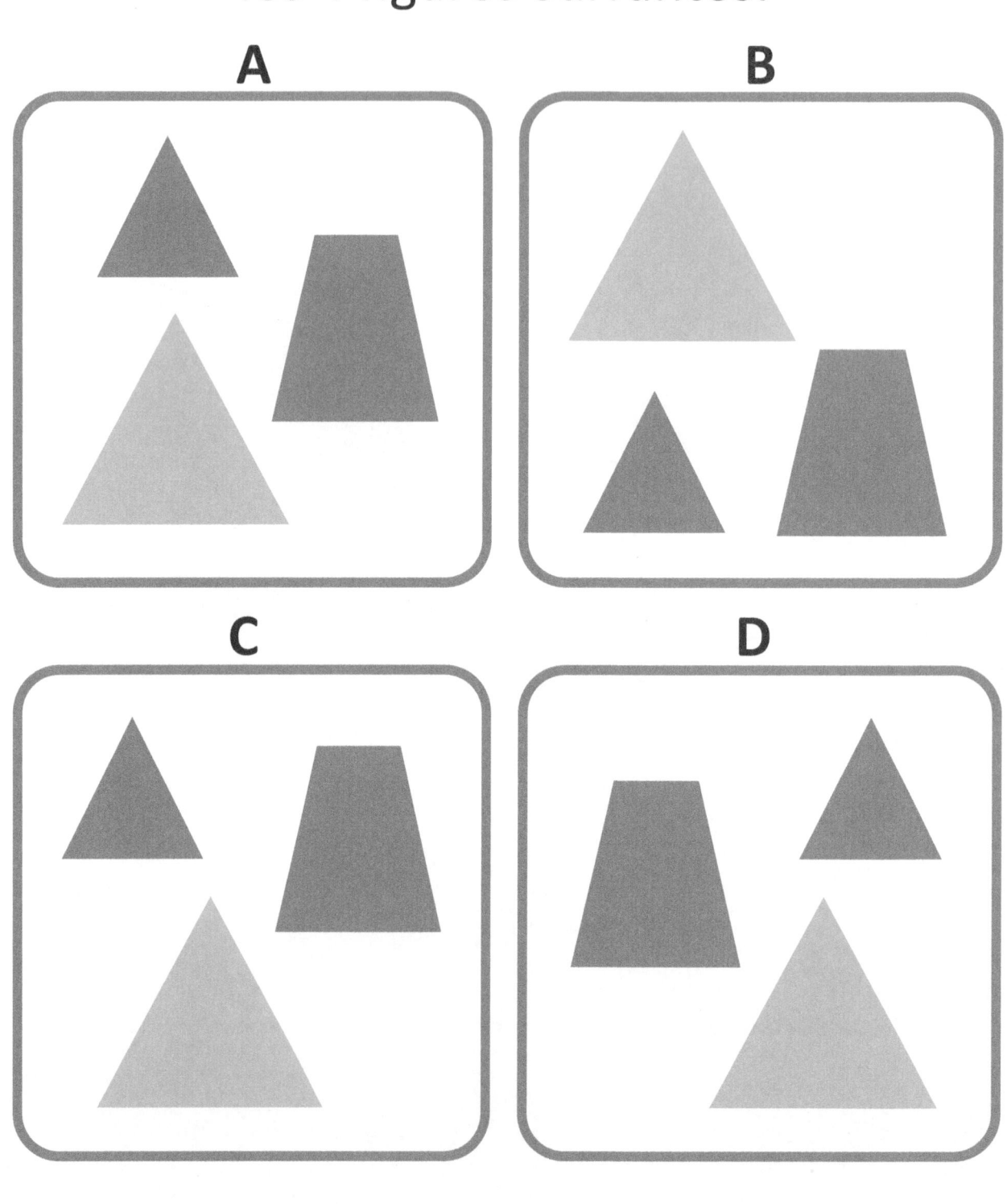

Objets Entremêlés

Citez tous les objets que vous voyez dans chacune des illustrations:

A.

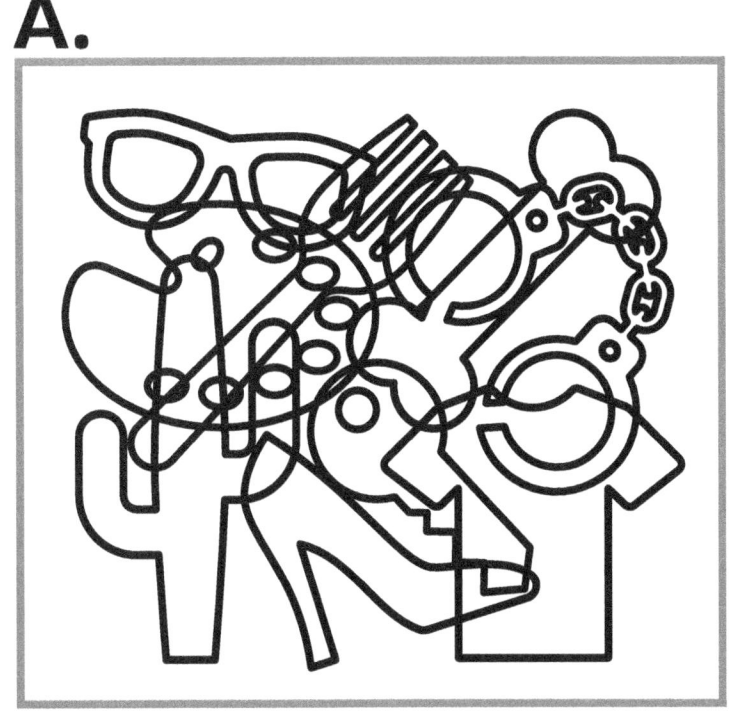

1. _____
2. _____
3. _____
4. _____
5. _____
6. _____
7. _____
8. _____
9. _____

B.

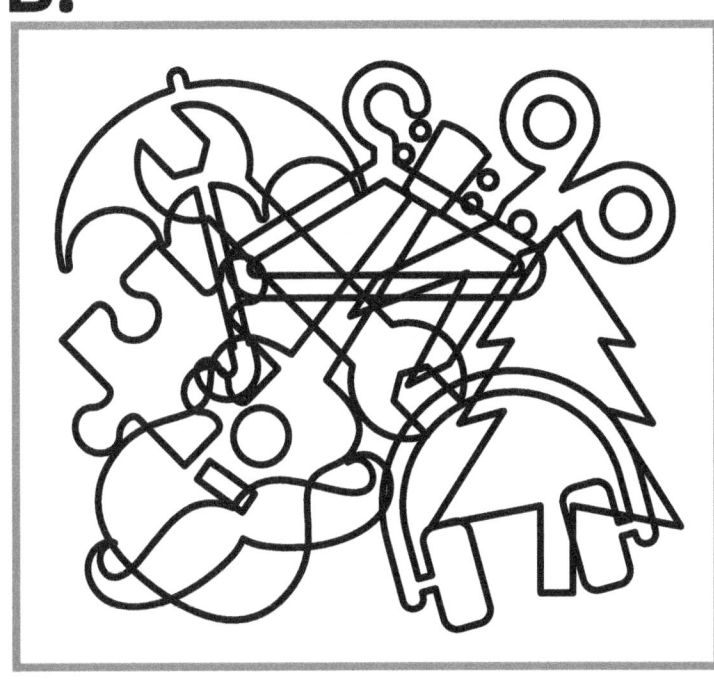

1. _____
2. _____
3. _____
4. _____
5. _____
6. _____
7. _____
8. _____
9. _____

Ordre des Mots

Classez les mots des séries suivantes par ordre alphabétique:

A.

domino	
caillou	
feuille	
amical	1
guitare	
écolier	

B.

nuage	
journal	
mamie	
hamster	
kilos	
illustrer	

C.

sirop	
paysage	
sourire	
taper	
vaisseau	
otarie	

D.

portail	
maçon	
raisin	
urgent	
quinze	
turban	

Correspondance

Reliez les proverbes incomplets avec les expressions qui leur manquent :

Les bons comptes font	Se rencontrent
L'union fait	se ressemble
Qui s'assemble	tort
La nuit porte	conseil
Jamais deux sans	vice
Les grands esprits	la force
L'habit ne fait pas	trois
Les absents ont toujours	les bons amis
Pauvreté n'est pas	le moine

Vue de Dessus

Reliez chaque empileur d'anneaux A, B et C avec sa vue de dessus:

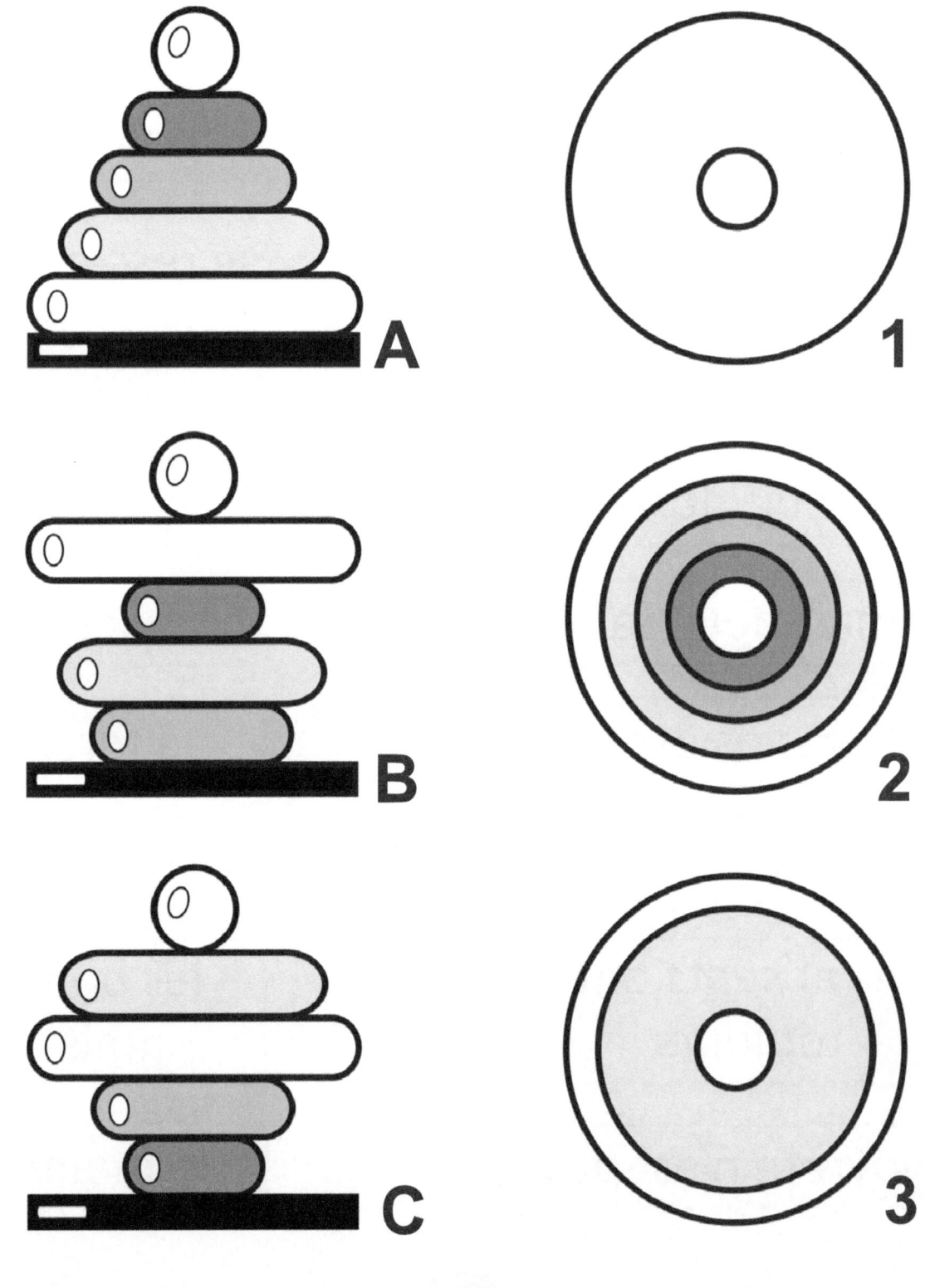

Anagrammes

Remettez les lettres dans le bon ordre afin de trouver les noms de **fruits**:

1. SIRAFE
2. ENABAN
3. OEIPR
4. GIUFE
5. CESEIR
6. GAORNE
7. NAEDGRE
8. ACOVTA

Utilisez les lettres dans les cases ombrées pour former un autre fruit:

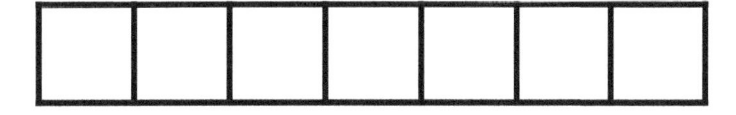

11

Jeu de l'intrus

Identifiez l'image qui est différente des autres:

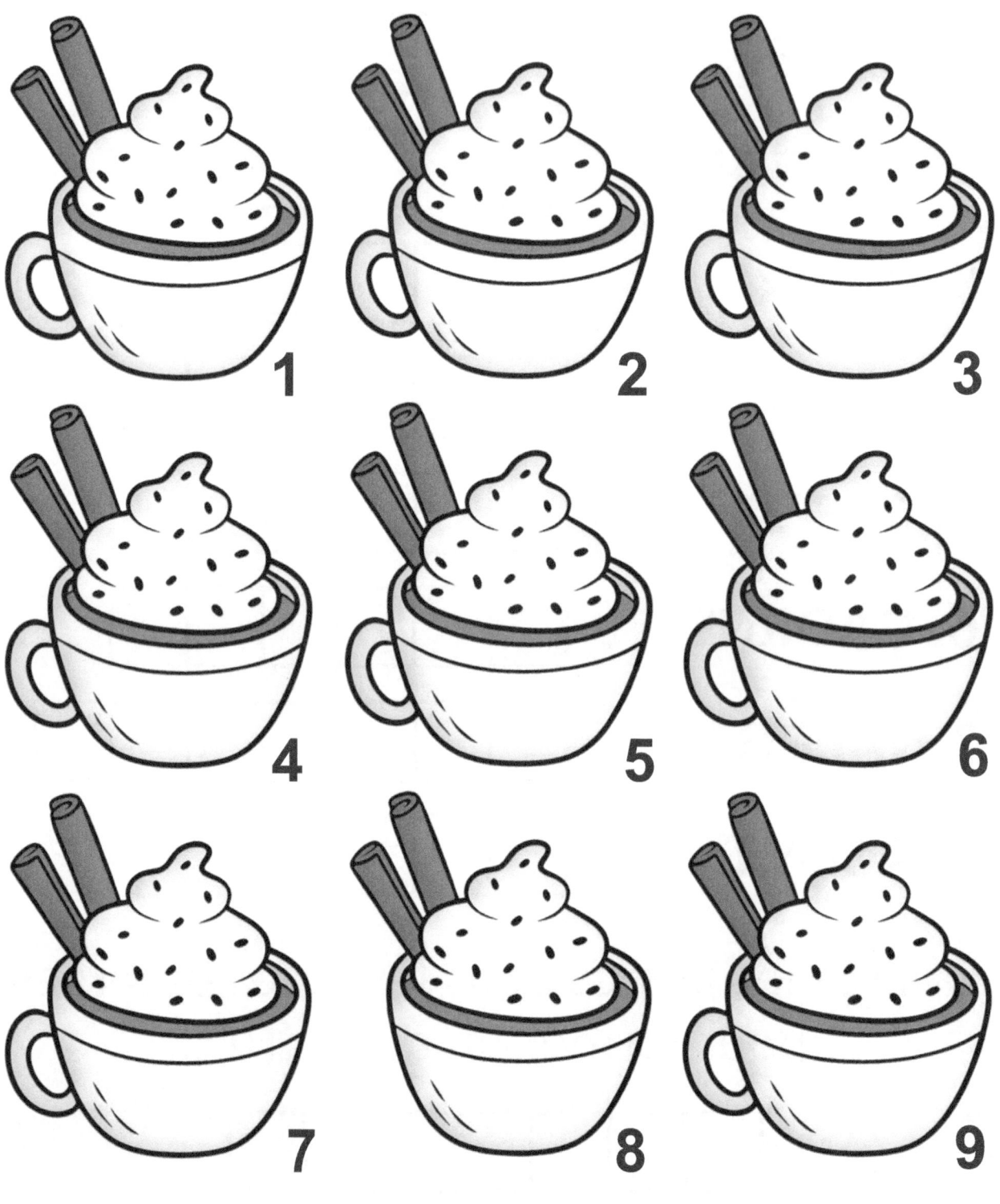

Mots Collés

Découpez ce texte où les mots sont collés les uns aux autres.

"Il n'y avait plus de fromage pour les sandwichs à midi ce qui a rendu ma pause déjeuner frustrante J'ai donc décidé de tenter un hamburger sans fromage mais cela n'a pas été satisfaisant Enfin de journée j'ai préparé une délicieuse pizza à la maison pour compenser."

Calcul Mental

Payez les montants ci-dessous avec le billet indiqué et notez **la monnaie rendue** sous chaque montant:

1. Avec un billet de 50€:

25	41	36	29	15	37	8	19

2. Avec un billet de 100€:

82	57	69	14	91	74	38	44

3. Avec un billet de 200€:

135	76	162	97	129	145	112	187

Phrases Absurdes

Mémorisez les deux phrases suivantes. Ensuite, tournez la page pour poursuivre l'exercice.

Phrase A

Les fourchettes jouent la salsa dans les tiroirs.

Phrase B

Les horloges chantent des réunions secrètes à minuit.

Phrases Absurdes

Choisissez les deux phrases A et B que vous avez mémorisées parmi ces options:

Phrase A
1. Les fourchettes dansent la samba dans les tiroirs.
2. Les fourchettes jouent la salsa dans les tiroirs.
3. Les fourchettes dansent la salsa dans les tiroirs.
4. Les fourchettes jouent la samba dans les tiroirs.

Phrase B
1. Les horloges organisent des réunions secrètes à minuit.
2. Les pendules chantent des réunions secrètes à minuit.
3. Les réveils organisent des réunions secrètes à minuit.
4. Les horloges chantent des réunions secrètes à minuit.

Fragment

Repérez le fragment manquant dans cette image:

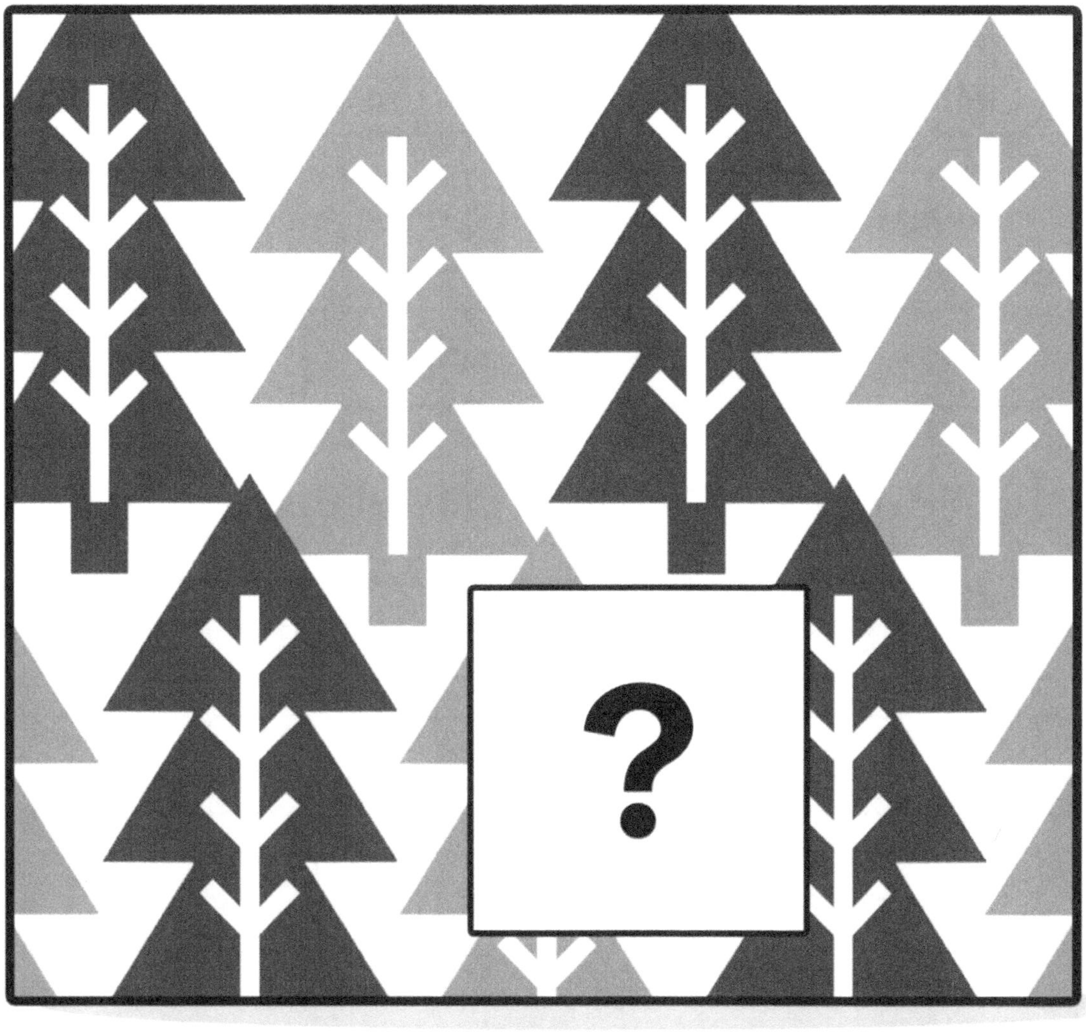

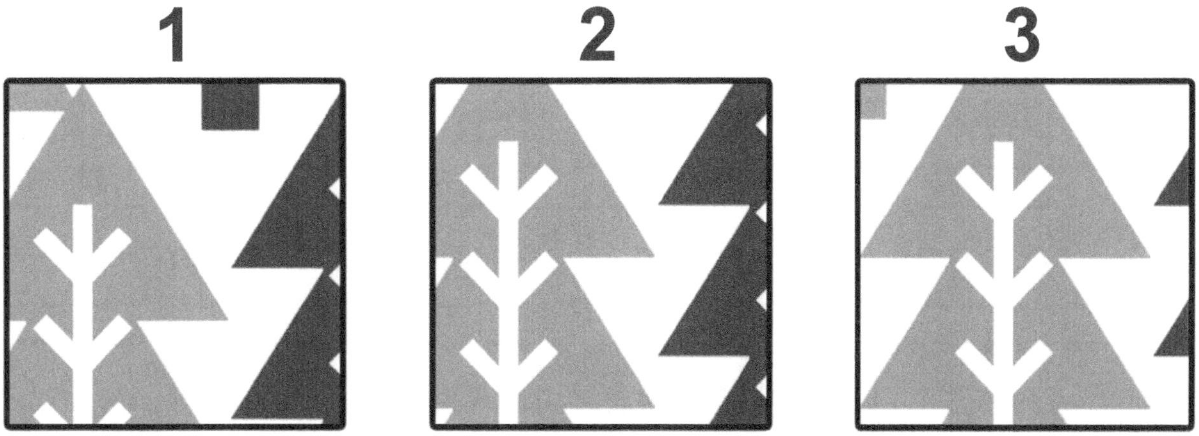

1 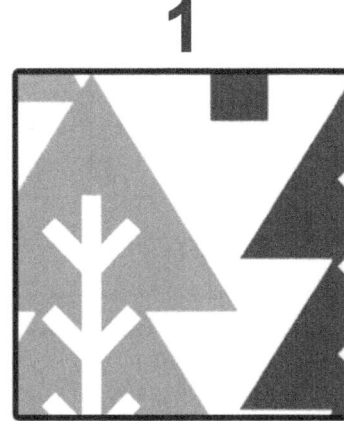 **2**  **3**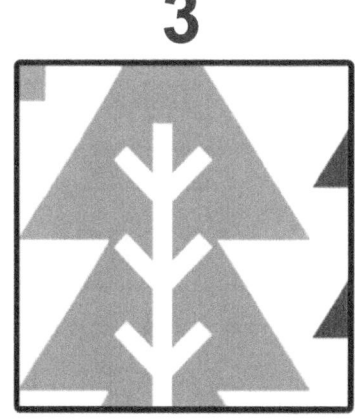

17

Mot Intrus

Rayez le mot qui ne fait pas partie de chacune de ces série de mots:

1. | rivière | route | ruisseau | fleuve |
2. | béret | chaussure | chausson | botte |
3. | tigre | lion | gazelle | guépard |
4. | facteur | coiffeur | couvreur | faveur |
5. | marcher | cheminer | dévoiler | avancer |
6. | chauffage | chaudière | chaux | réchaud |
7. | vipère | boa | tortue | python |
8. | colle | gomme | cachet | règle |
9. | fumée | feu | froid | flammes |
10. | étoiles | noir | soleil | nuit |
11. | pied | cheville | coude | cuisse |

Chronologie

Pour chaque situation, organisez les actions dans la séquence correcte:

	Appliquer du gel douche sur le corps.
	Se sécher le corps avec une serviette.
	Se mouiller sous l'eau.
	Rincer le corps sous la douche.

	Réserver les billets d'avion.
	Préparer les bagages et le passeport.
	Se rendre à l'aéroport.
	Planifier le voyage.

	Choisir les produits nécessaires.
	Passer en caisse pour payer.
	Vérifier les dates de péremption.
	Faire une liste de courses.
	Mettre les produits dans le chariot.

Liste d'articles

Trouvez et entourez les éléments dans la liste ci-dessous:

- ☐ Rouge à lèvre
- ☐ Cadenas
- ☐ Dentifrice
- ☐ Crayon
- ☐ Clés
- ☐ Portefeuille

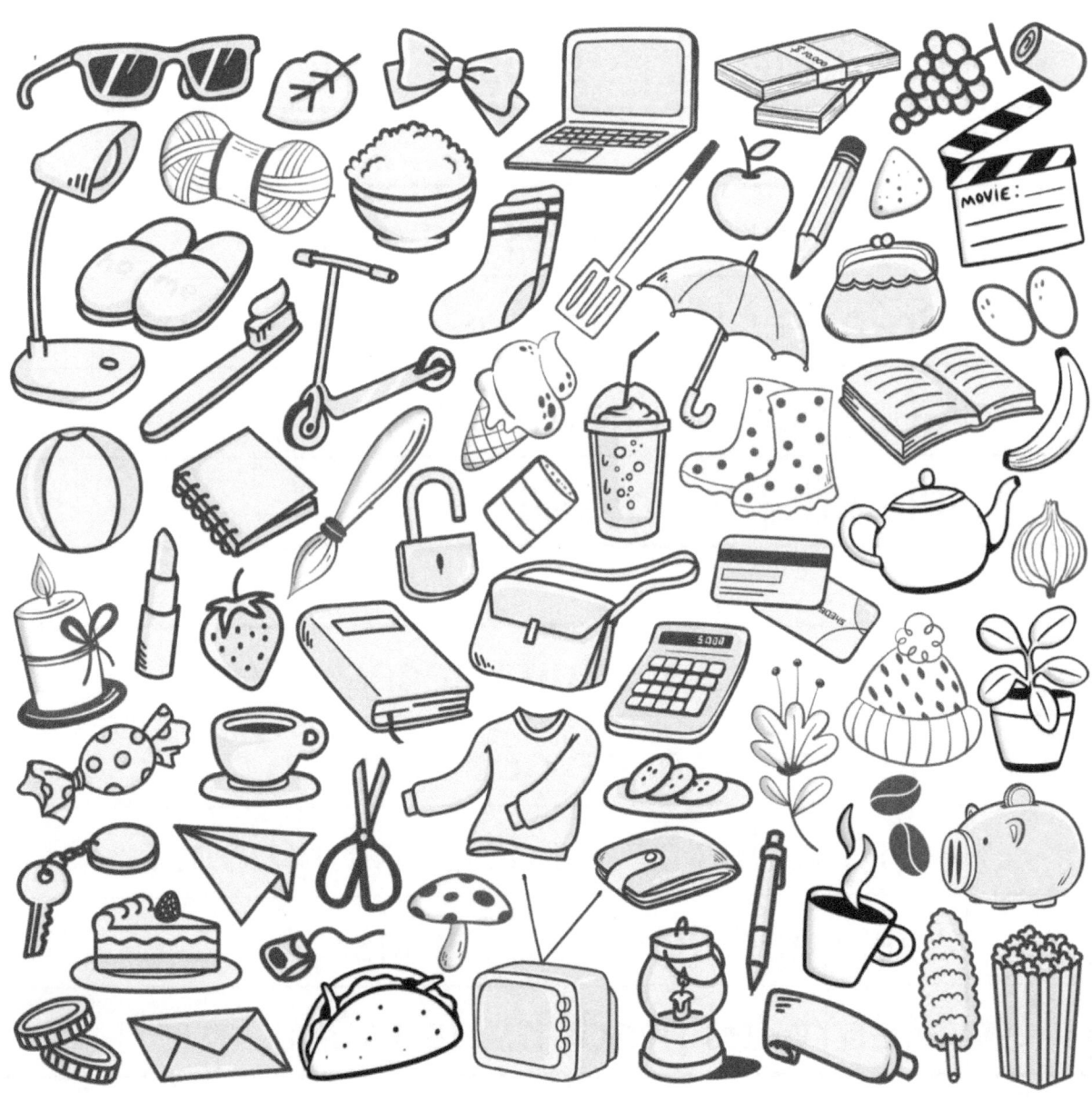

Quiz de Lecture

Lisez attentivement le texte ci-dessous. Ensuite, tournez la page pour poursuivre l'exercice.

> Mes enfants m'aident beaucoup à la maison. Lucas fait la cuisine avec enthousiasme, Julie s'occupe du salon en le gardant propre et bien rangé, et le tout-petit Mathis prend soin de sa chambre en rangeant ses jouets. Je suis très reconnaissante d'avoir des enfants aussi responsables!

Quiz de Lecture

À présent, en vous basant sur votre lecture attentive du texte de la page précédente, répondez à ce qui vous est demandé sans le consulter à nouveau.

▶ Combien d'enfants cette maman a-t-elle?

4 garçons   2 filles et 1 garçon   3 garçons

2 garçons et 1 fille   3 garçons et 1 fille

▶ complétez le tableau suivant:

Tâches ménagères	Enfant
1. Préparer des recettes.	
2. Arranger le canapé.	
3. Ranger les jouets.	
4. Aider à planifier les repas.	
5. Passer l'aspirateur.	

Suites Logiques

Complétez les suites en coloriant les cases pour reproduire le motif:

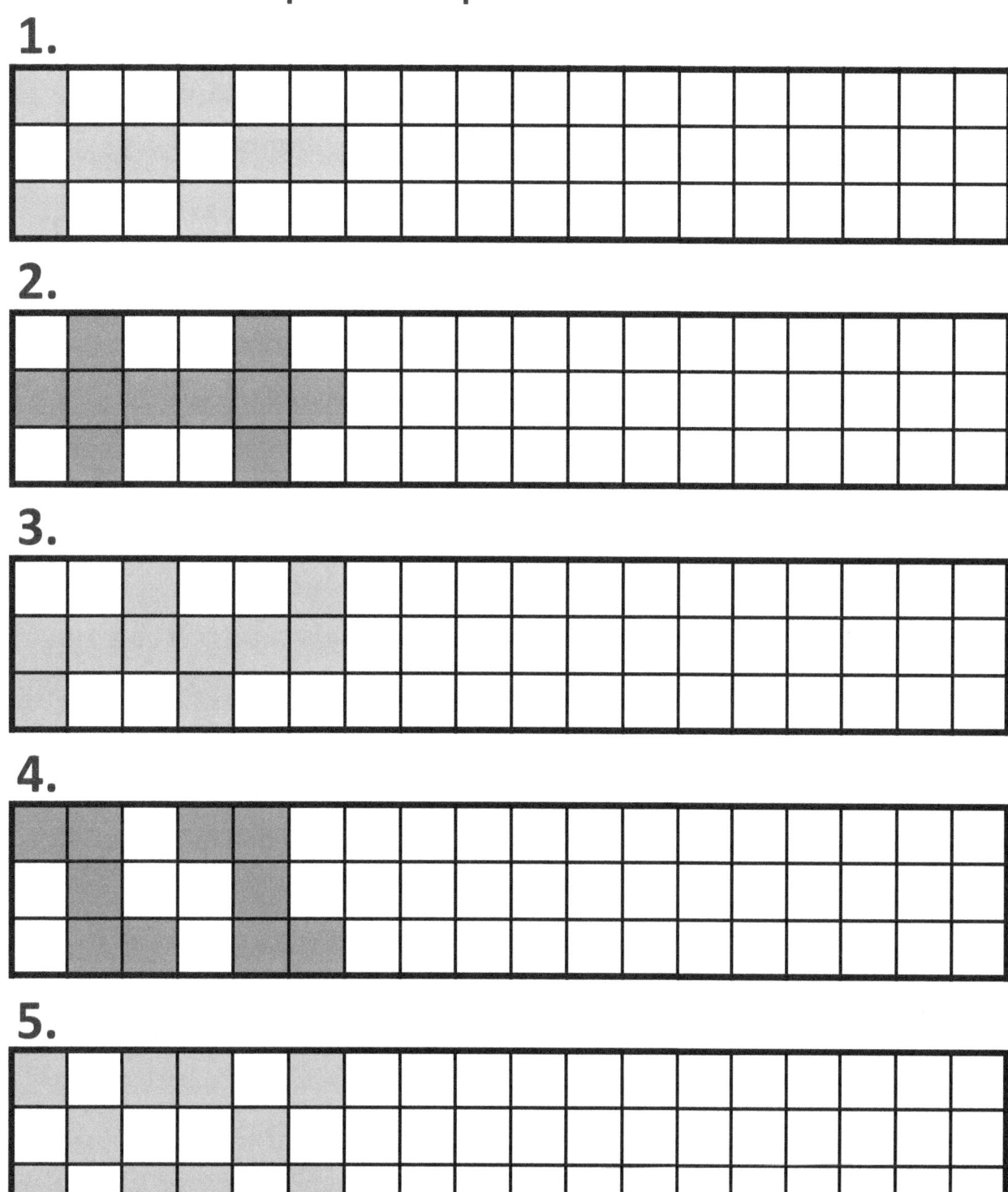

Jeu de Devinettes

Devinez le métier à partir de la liste de mots dans chacun de ces cas :

◆ Bois ◆ Marteau ◆ Scie	◆ Toile ◆ Pinceau ◆ Galerie	◆ Recette ◆ Couteau ◆ Restaurant
1.	2.	3.
◆ Pelle ◆ Râteau ◆ Plantes	◆ Presse ◆ Actualités ◆ Interview	◆ Tribunal ◆ Justice ◆ défense
4.	5.	6.
◆ Leçon ◆ Élèves ◆ Matières	◆ Examen ◆ Patient ◆ Hôpital	◆ Rôle ◆ Scène ◆ Répétition
7.	8.	9.

Lettres Perdues

Entourez chaque lettre appartenant au nom de l'objet.

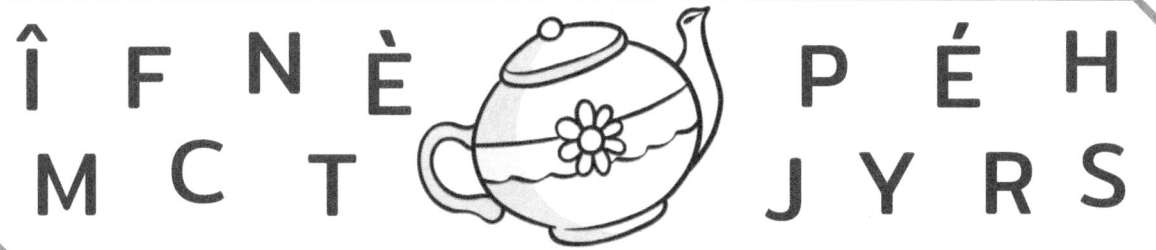

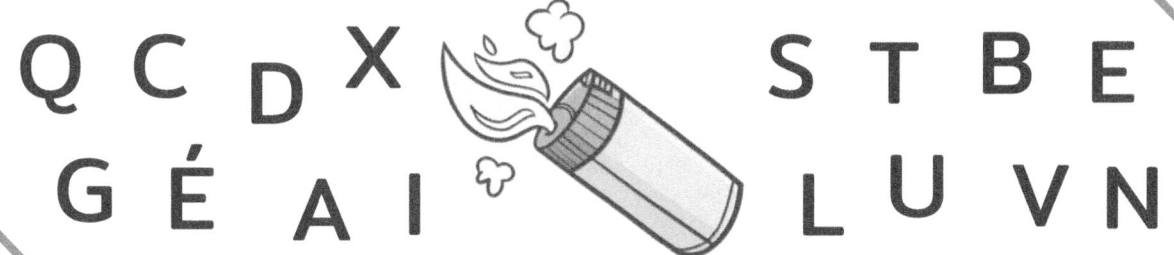

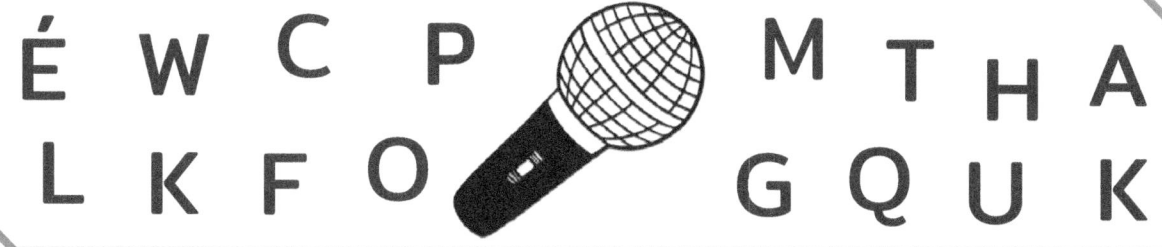

Phrases Mélangées

Remettez les phrases dans le bon ordre:

1. chaud de apaise Une thé l'âme tasse.

2. de L'art une est belle s'exprimer façon.

3. infinie une La est merveilles nature de source.

4. souvent grande La plus simplicité joie la apporte.

5. illuminer sourire n'importe Un journée peut quelle.

6. autour en passés Les de précieux table famille la sont moments.

26

Calculs Croisés

Complétez la grille ci-dessous en effectuant les différentes opérations:

41	+	9	=			60		
		÷		-		÷		-
				14	+		=	44
		=		=		=		=
12	×	3	=			2		22
+								
				16	+		=	49
=		+		-		÷		-
72	÷	8	=			3		31
		=		=		=		=
		65			+	11	=	

Jeu du Miroir

Trouvez la copie miroir de cette image:

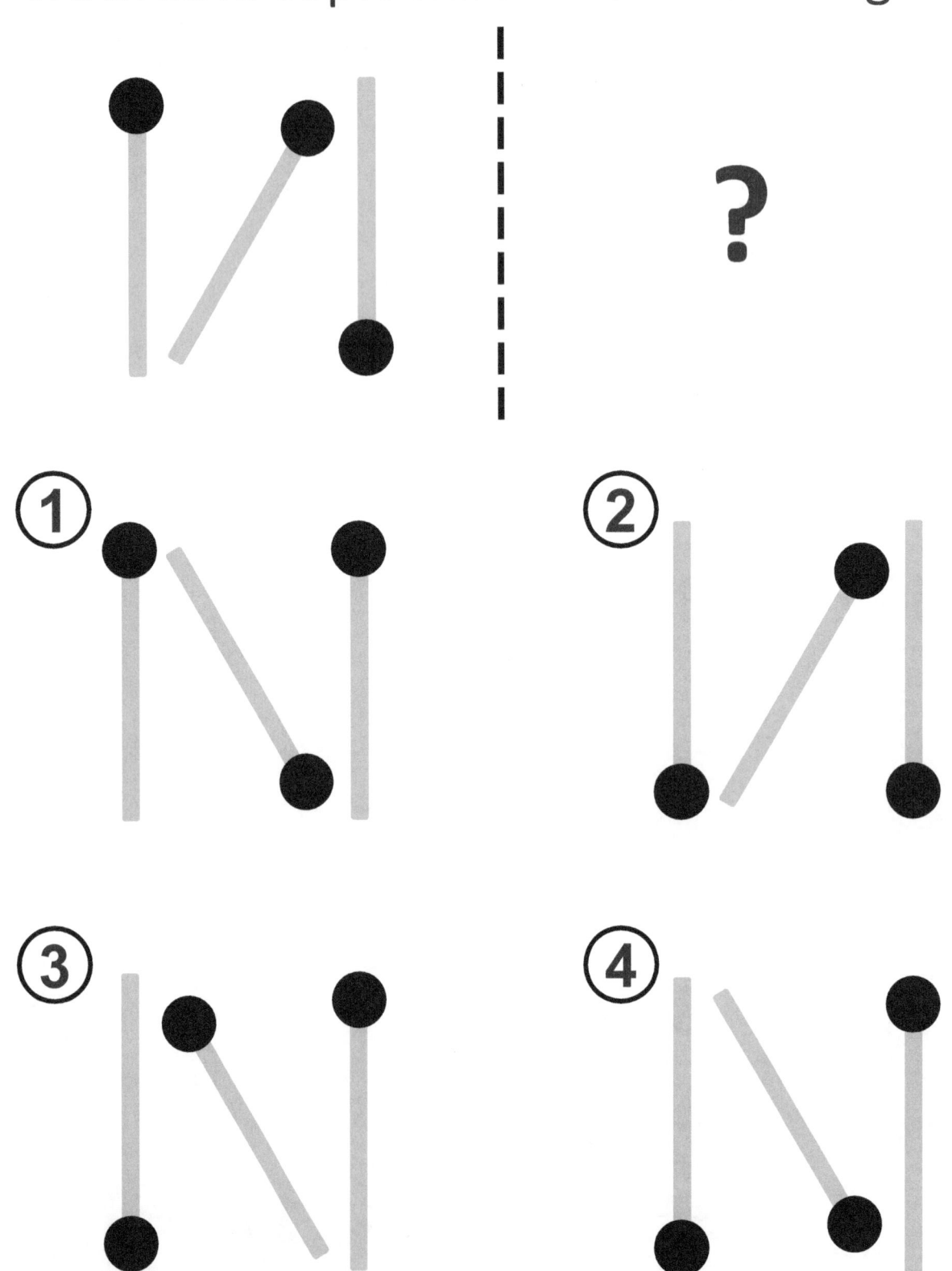

Mots Mêlés

Les Délices de la Pâtisserie

```
K M N E T T E L A G J L
C F S W V H L R M T N M
N R M A C H R K F I S N
K V E O B C X O B R T E
B T I P E L N T E A E C
C R U T E D E I N M N L
B V R A A V M S O I G A
C A N N E L E C R S I I
T M T F A T L D A U E R
R R V P V Q A R C H B V
P R A L I N E G A T X J
C E L F F U O S M M D Z
```

- ☐ BEIGNET
- ☐ BRIOCHE
- ☐ CANNELÉ
- ☐ CRÊPE
- ☐ ÉCLAIR
- ☐ FONDANT
- ☐ GALETTE
- ☐ GÂTEAU
- ☐ MACARON
- ☐ PALMIERS
- ☐ PRALINÉ
- ☐ SABLÉS
- ☐ SOUFFLÉ
- ☐ TARTE
- ☐ TIRAMISU

Jeu des Paires

Repérez les deux cadeaux identiques:

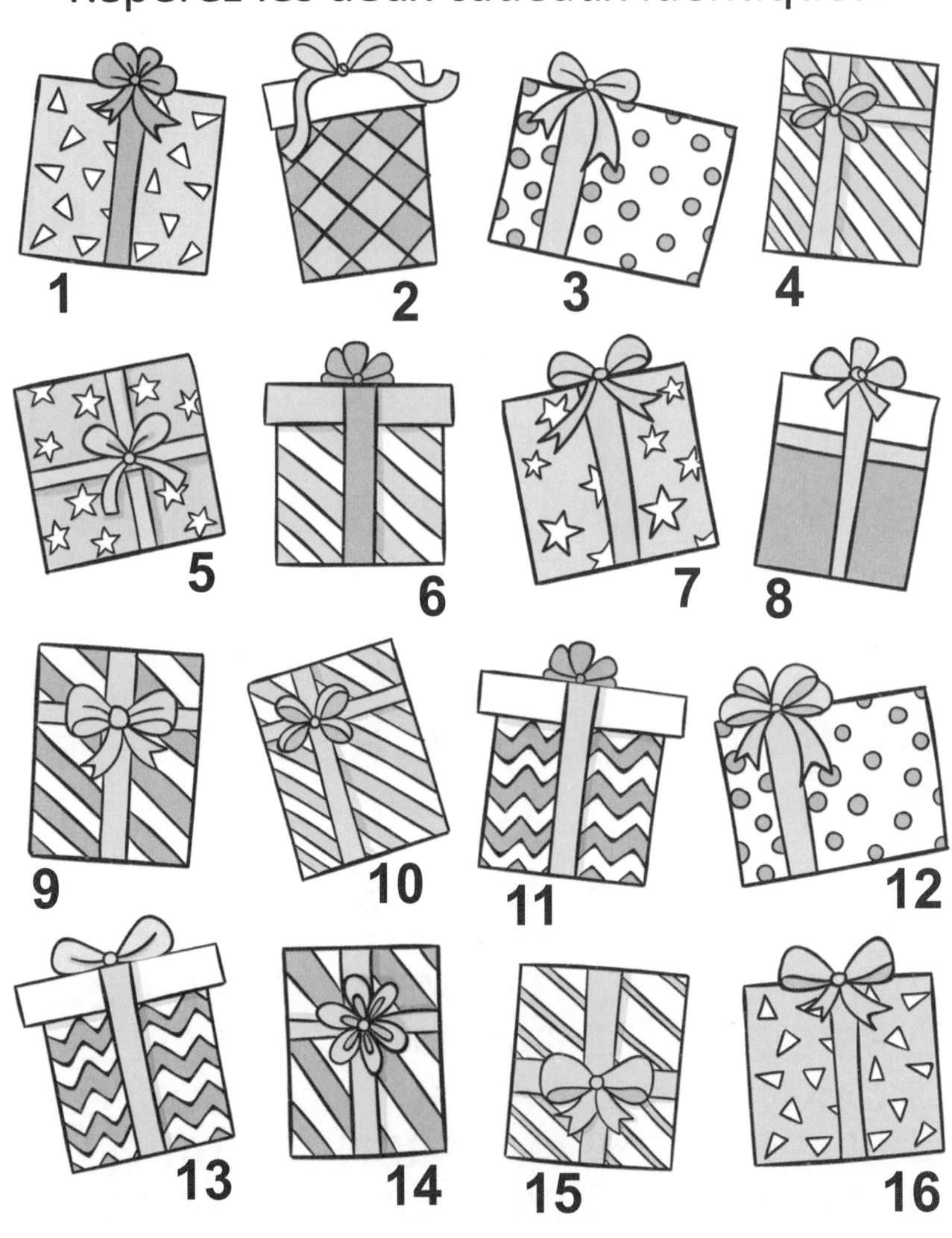

Correspondance

Classez les mots suivants par couleur en indiquant **R**, **V**, **O**, **J**, **B**, ou **M**.

| Rouge = **R** | Vert = **V** | Orange = **O** |
| Jaune = **J** | Bleu = **B** | Marron = **M** |

- Gazon
- Tangerine
- Brocoli
- Bois
- Coquelicot
- Abricot
- Noix
- Cerise
- Canari
- Myrtille
- Ketchup
- Maïs
- Écureuil
- Tournesol

Mots Croisés

Le Petit-Déjeuner

VERTICAL (↓)

1 ▶ Une boisson anti-fatigue.
2 ▶ On le râpe souvent sur les pâtes.
3 ▶ La vache en produit.
4 ▶ Un dessert laitier crémeux
5 ▶ Une garniture à base de fruits pour le pain.

HORIZONTAL (→)

5 ▶ Servi dans un bol avec du lait.
6 ▶ La première partie de la journée.
7 ▶ Ils sont souvent cuits en omelette.
8 ▶ Un aliment de base fabriqué à partir de farine.
9 ▶ Une boisson chaude populaire.
10 ▶ Une garniture commune pour le pain et est souvent utilisé pour cuisiner.
11 ▶ Une substance sucrée produite par les abeilles.

Mots Croisés
Le Petit-Déjeuner

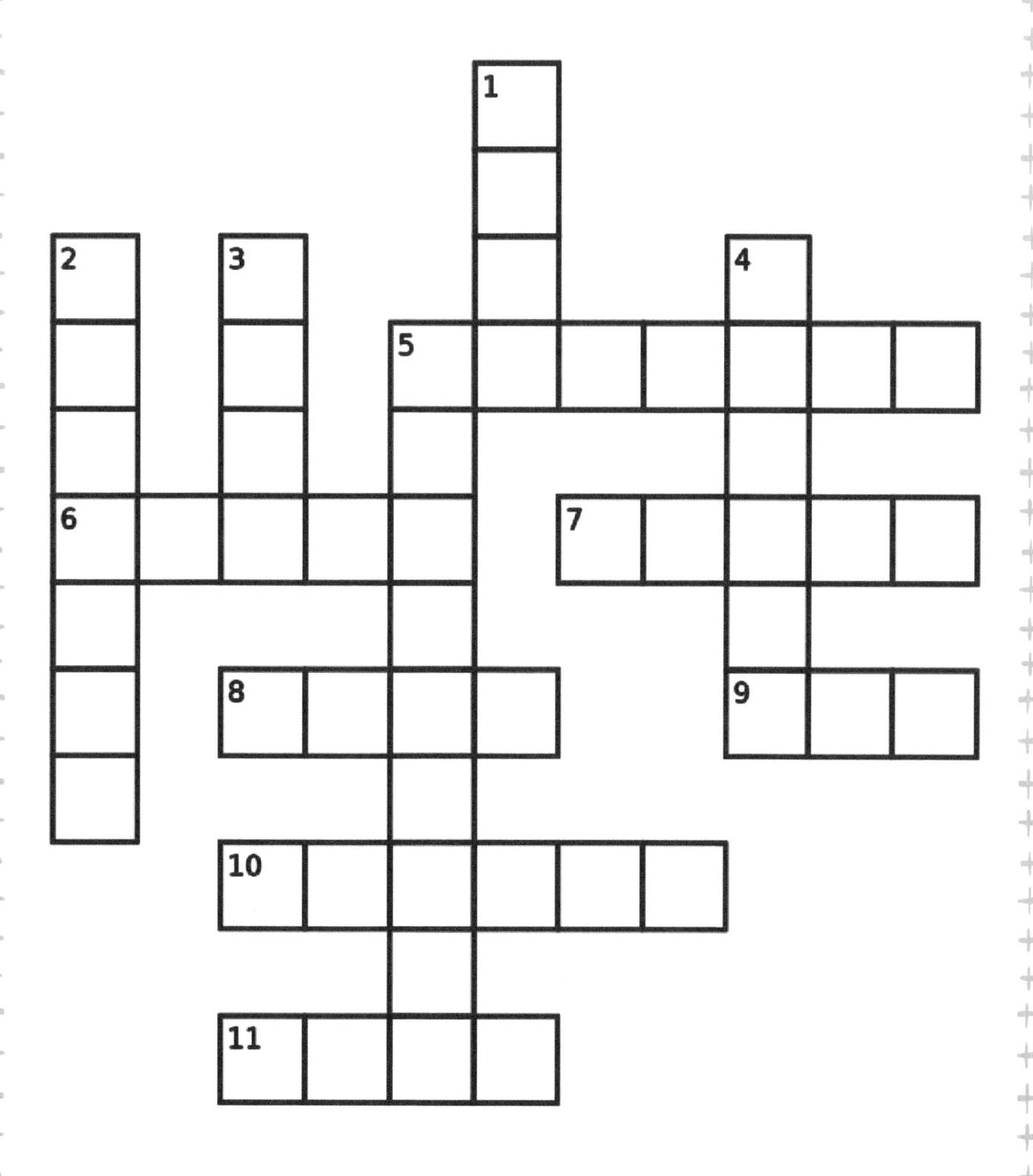

33

Jeu de l'intrus

Identifiez l'image qui est différente des autres :

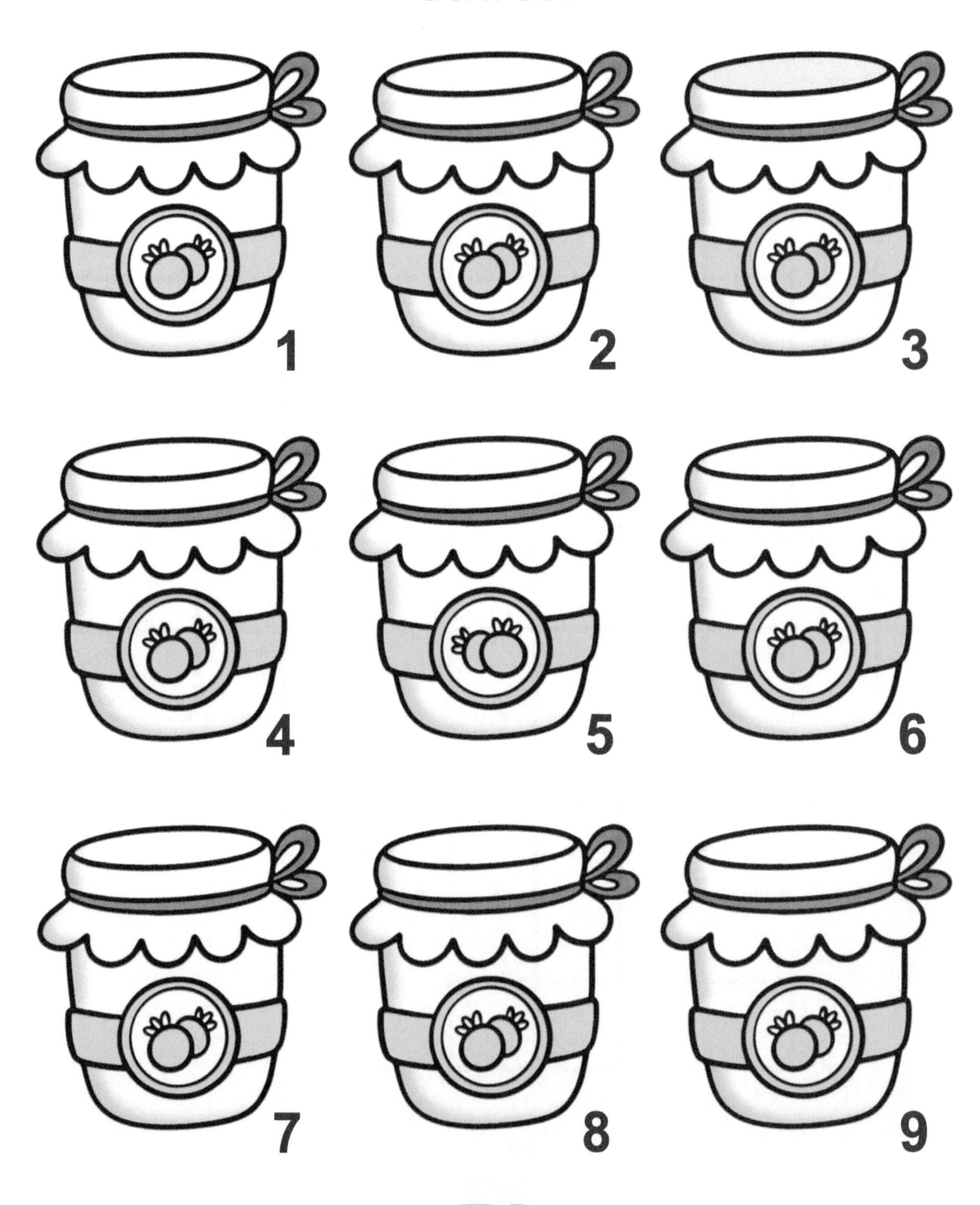

1 2 3
4 5 6
7 8 9

34

Mémorisation

Mémorisez le menu de chaque convive. Ensuite, tournez la page pour poursuivre l'exercice.

Menu Camille

Tartare
Coquilles St-Jacques
Asperges
Crème brûlée

Menu Léonie

Gougères
Chateaubriand
Riz pilaf
Panna cotta

Mémorisation

Reconstituez les deux menus de la page précédente en reliant chaque plat avec le nom du convive correspondant.

- Coquilles St-Jacques
- Panna cotta
- Tartare
- Crème brûlée
- Gougères
- Asperges
- Riz pilaf
- Chateaubriand

Camille

Léonie

Labyrinthe

Trouvez la sortie le plus vite possible:

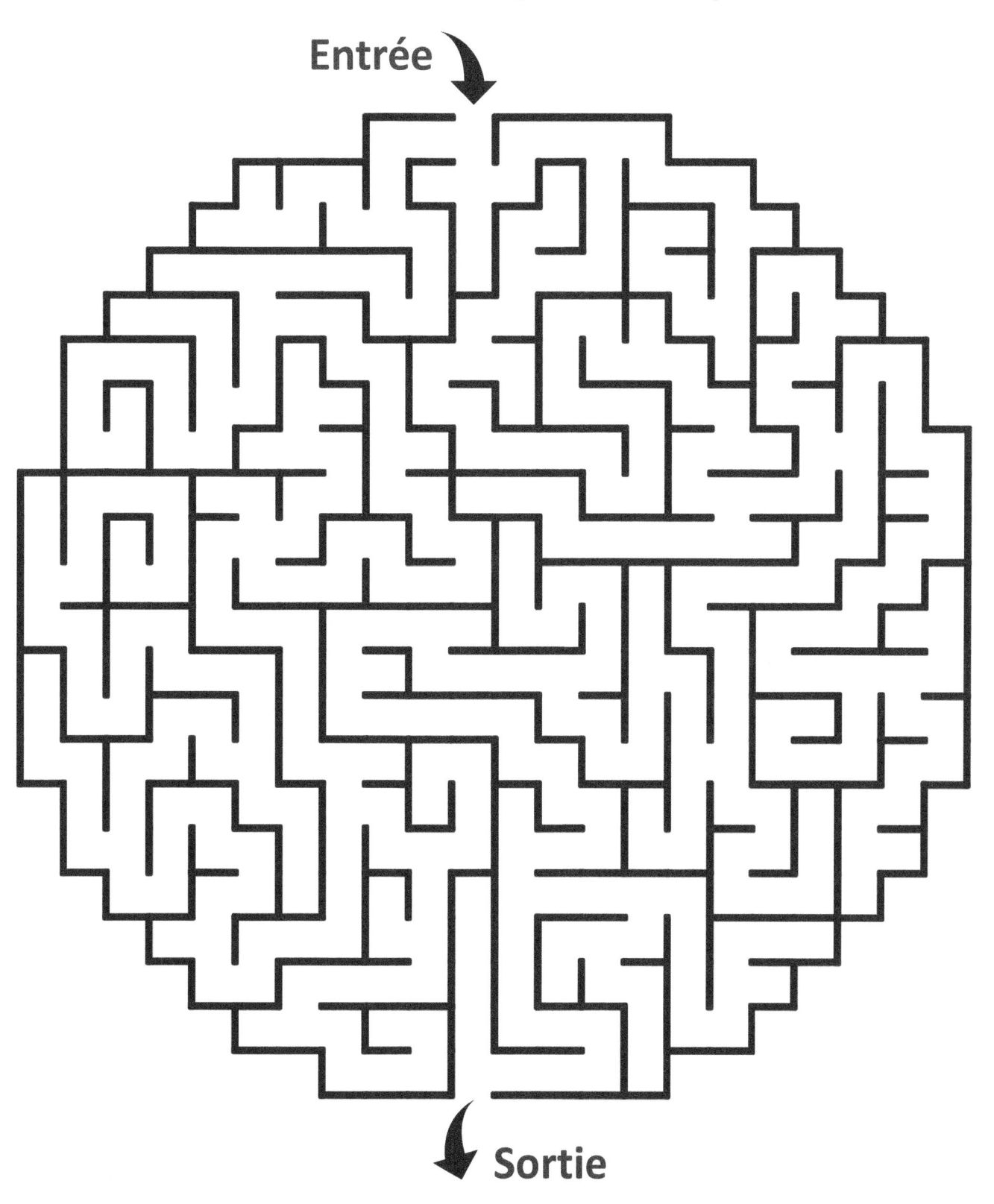

Entrée

Sortie

Suites Logiques

Trouvez le prochain nombre qui suit la logique de chaque série:

| 3 | 6 | 9 | ___ |

| 40 | 30 | 20 | ___ |

| 10 | 15 | 20 | ___ |

| 10 | 8 | 6 | ___ |

| 33 | 55 | 77 | ___ |

| 1 | 10 | 100 | ___ |

| 30 | 36 | 42 | ___ |

| 7 | 14 | 21 | ___ |

| 57 | 56 | 55 | ___ |

| 14 | 10 | 6 | ___ |

| 5 | 8 | 11 | ___ |

| 1 | 22 | 333 | ___ |

| 16 | 13 | 10 | ___ |

| 12 | 18 | 24 | ___ |

| 11 | 18 | 25 | ___ |

| 10 | 21 | 32 | ___ |

| 1 | 4 | 9 | ___ |

| 45 | 30 | 15 | ___ |

Jeu des Ombres

Trouvez l'ombre qui correspond à l'image:

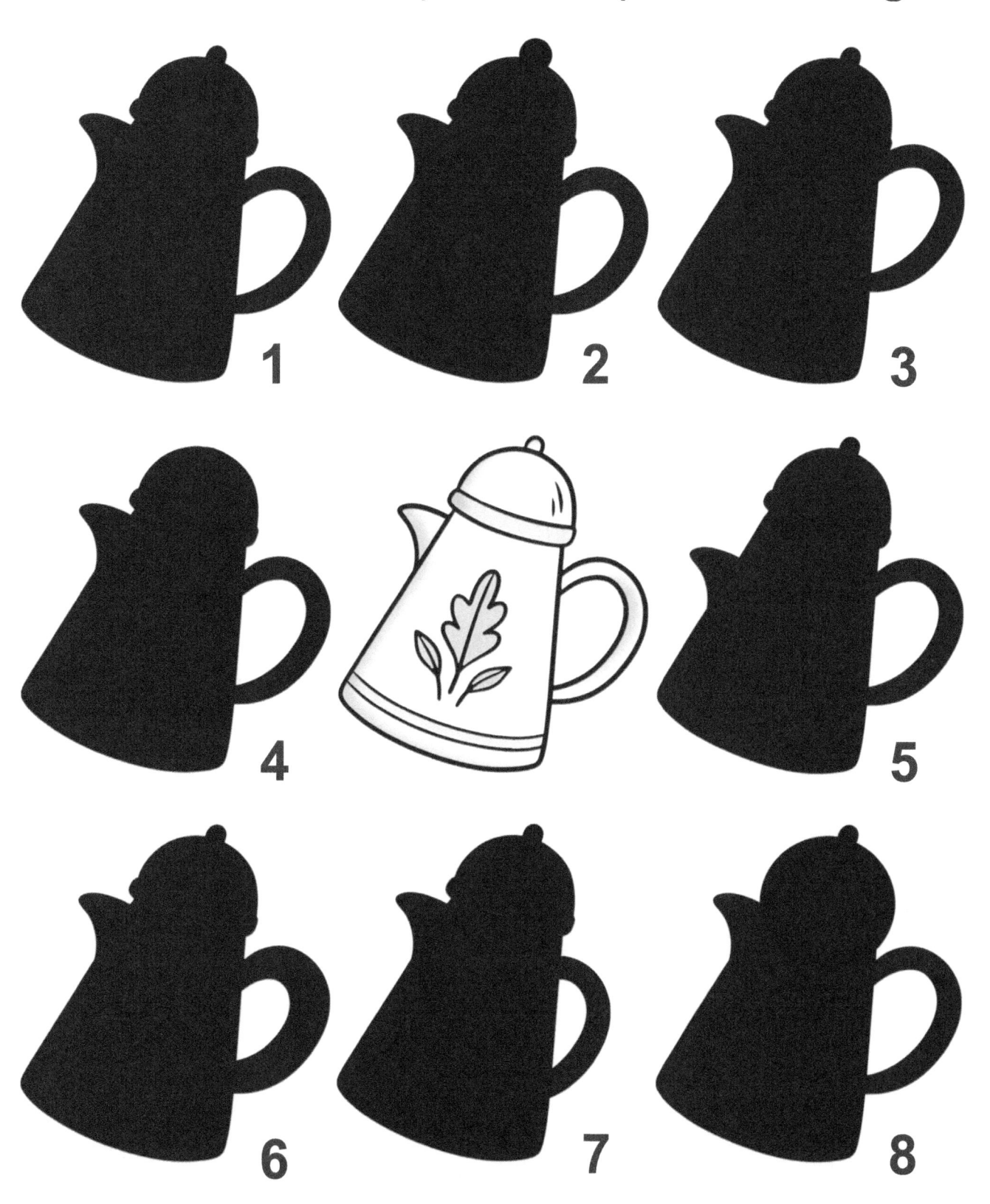

39

Catégories

Énumérez **5 noms** pour chaque catégorie :

Fleurs	Véhicules	Bijoux
-------------	-------------	-------------
-------------	-------------	-------------
-------------	-------------	-------------
-------------	-------------	-------------
-------------	-------------	-------------

Oiseaux	Habitations	Monnaies
-------------	-------------	-------------
-------------	-------------	-------------
-------------	-------------	-------------
-------------	-------------	-------------
-------------	-------------	-------------

Observation

Observez attentivement cette scène pendant 2 minutes. Ensuite, tournez la page pour poursuivre l'exercice.

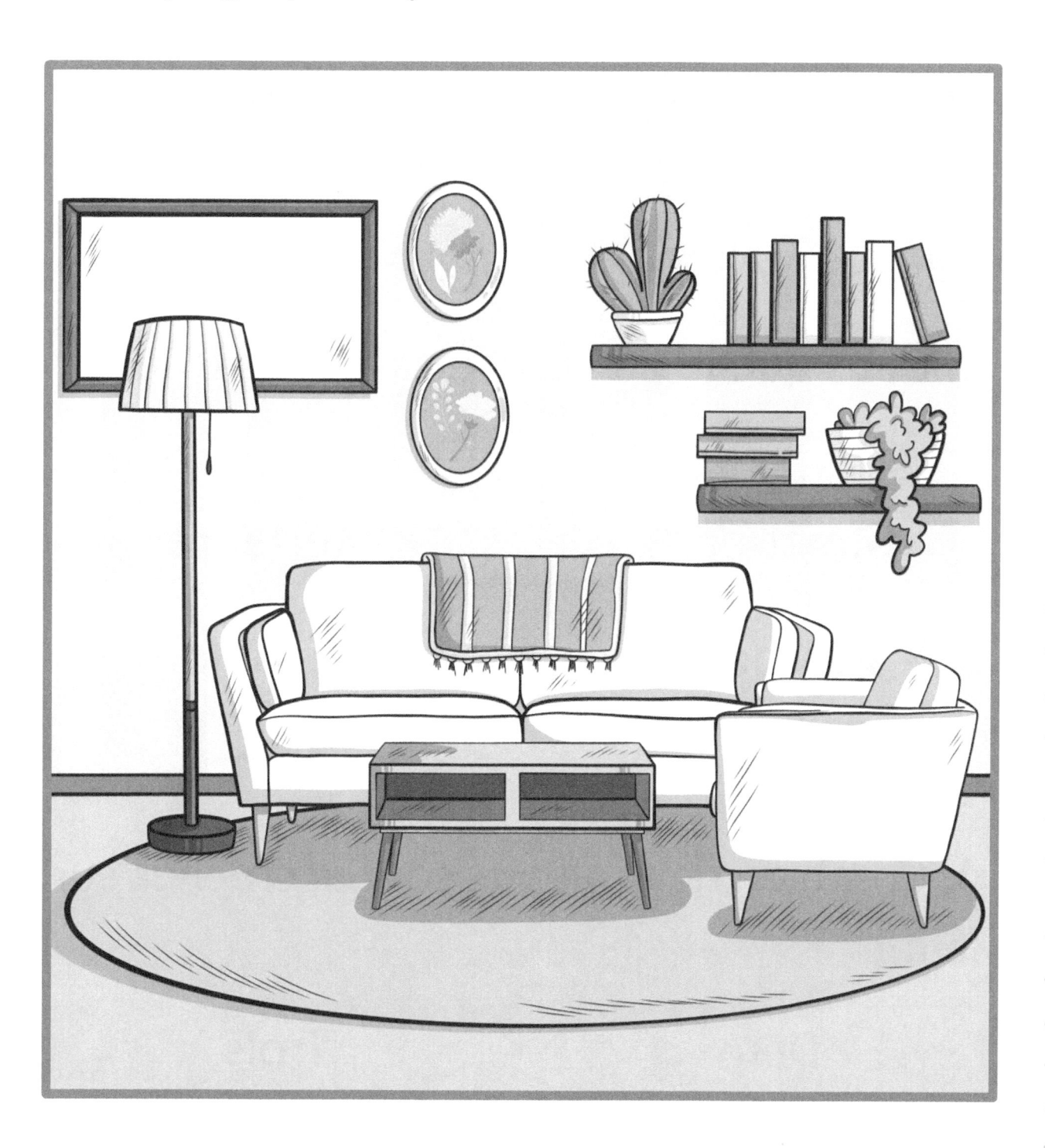

41

Observation

A présent, répondez à ces 4 questions, portant sur la scène visuelle présentée en page précédente:

1. Comment sont arrangés les livres sur l'étagère supérieure?

| Horizontalement | Verticalement |

2. Dans quelle étagère le cactus se trouve-t-il?

| Supérieure | Inférieure |

3. Y a-t-il des livres posés sur la table ?

| Oui | Non |

4. Combien de tableaux sont accrochés sur le mur ?

| Deux | Trois |

Mots à Placer

Complétez le texte en insérant les mots qui manquent à partir de la liste suivante:

> **versez** | **couvrez** | **mélangez** | **coupez**
> **ajoutez** | **servez** | **préchauffez** | **cuire**
> **pétrissez** | **battez** | **reposer**

Voici une recette de gâteau à la cannelle:

1. _____ 200g de farine, 1/2 cuillère à café de cannelle et 120g de sucre.
2. _____ un œuf, 10cl de lait de coco et 50g de beurre mou.
3. _____ le mélange humide à la farine.
4. _____ la pâte à la main. Formez une boule, _____ et laissez _____ une heure.
5. _____ le four à 180°C.
6. _____ la pâte dans un moule.
7. Laissez _____ environ 25 minutes.
8. À la sortie du four, _____ en bâtonnets.
9. _____ avec un coulis de fruits.

Suivi Visuel

Répondez aux questions en vous aidant des mots figurant dans ces colonnes:

tuile	fuite	suite	suite
morille	bolet	nation	fuite
pion	cuite	fuite	suite
truite	bulle	bruit	bruite
fuite	truite	suite	ration
suite	frite	cuire	nuit
cuite	cuire	fusion	cuire
suite	action	cuite	cèpe
truite	fuite	fuite	option
potion	suite	suite	fuite
frite	vision	cuit	cuite

▶ Combien de fois apparaît chaque mot?

cuite .... suite .... fuite ....

▶ Entourez les 5 mots terminés par « **tion** ».

▶ Repérez 3 noms de champignons:

....

Jeu de l'intrus

Identifiez l'image qui est différente des autres:

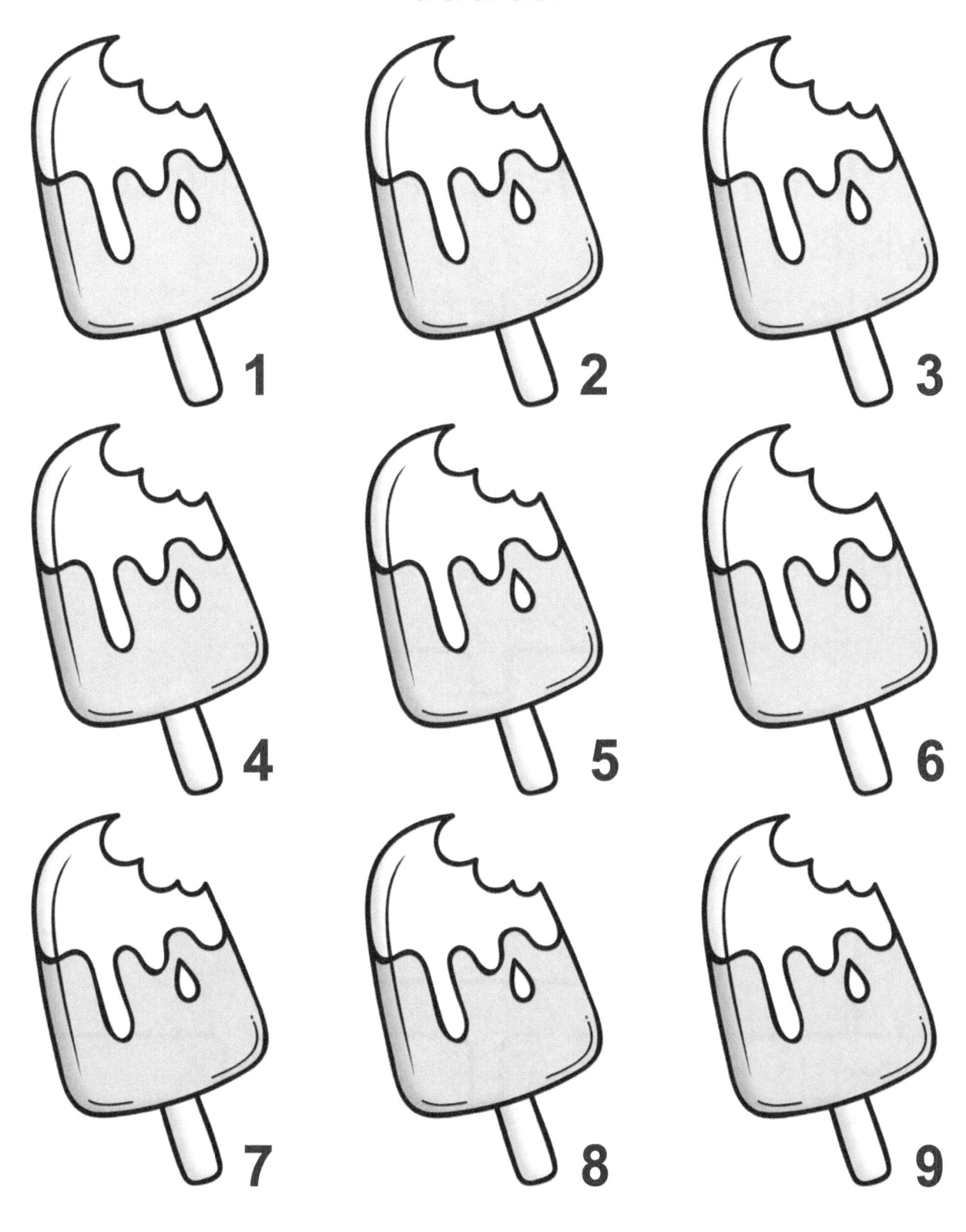

45

Jeu de Logique

À partir des informations fournies, complétez l'arbre généalogique ci-dessous:

▶ Paul est le petit-fils de Pierre.
▶ Aline a eu 3 enfants : Alex, Marie et Sylvie.
▶ Alex a eu une seule fille.
▶ Paul a 2 cousines, Lucie et Emma et un cousin Julien.
▶ Sylvie a 2 enfants, et est la tante de Lucie.

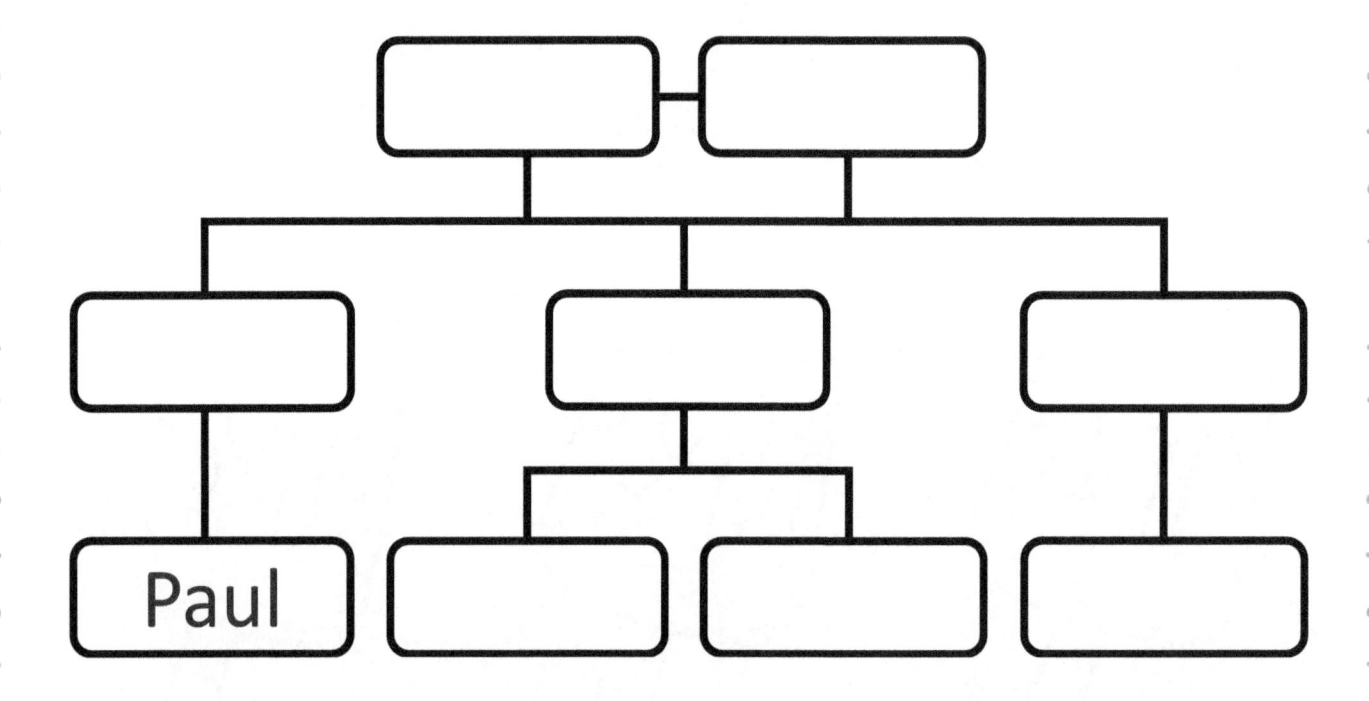

Contraires

Reliez les mots à leurs contraires:

Rêveur	Odieux
se hâter	Insolite
Mou	Ferme
Ordinaire	Reculer
Faux	Malpolie
Gentil	Réel
Moderne	Dissipé
Absent	Attentif
Imaginaire	Flâner
Polie	Obscur
Avancer	Authentique
Sage	Présent
Clair	Aigre
Doux	Désuet

Qui suis-je?

Associez chaque photo à la description qui lui convient en plaçant le numéro de la description en dessous de chaque photo:

1 Je suis celui avec la barbe et les lunettes.	**2** J'ai les cheveux longs et un sourire radieux.	**3** Je suis l'homme aux cheveux gris et au visage ridé.
4 Je porte des lunettes rondes et j'ai l'air sérieux.	**5** Je suis l'homme au crâne lisse.	**6** Je suis celui à la coupe Afro.
7 J'ai le visage rond et j'ai l'air sympa.	**8** Je suis celui à la barbe grise.	**9** J'ai une moustache et les cheveux bouclés.

Qui suis-je?

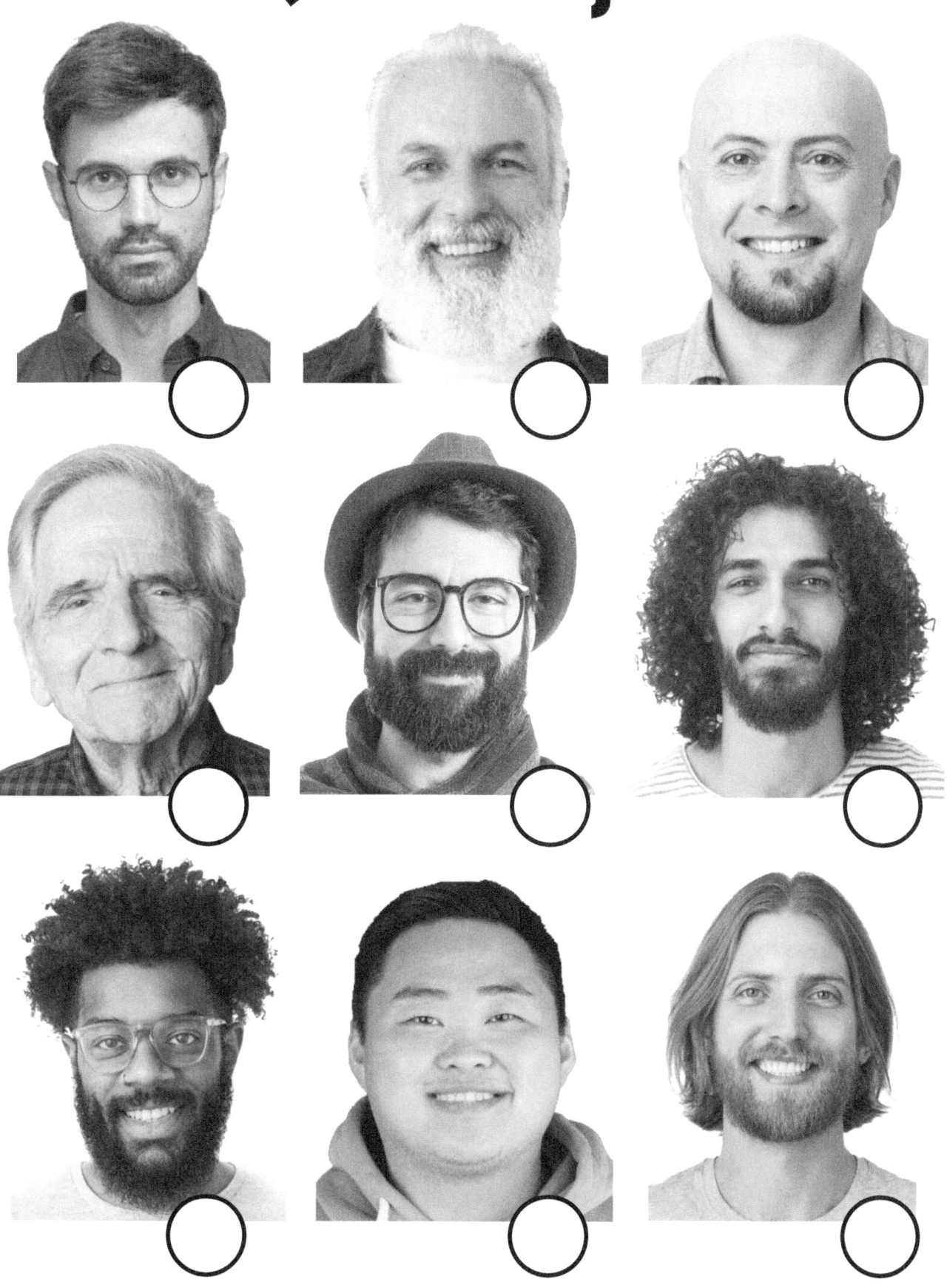

49

Jeu de Mots

Donnez un maximum de mots au singulier de 4 lettres commençant par les 2 lettres données:

| G | R | | |

| P | O | | |

Rébus

Formez des mots en devinant les syllabes illustrées par les images.

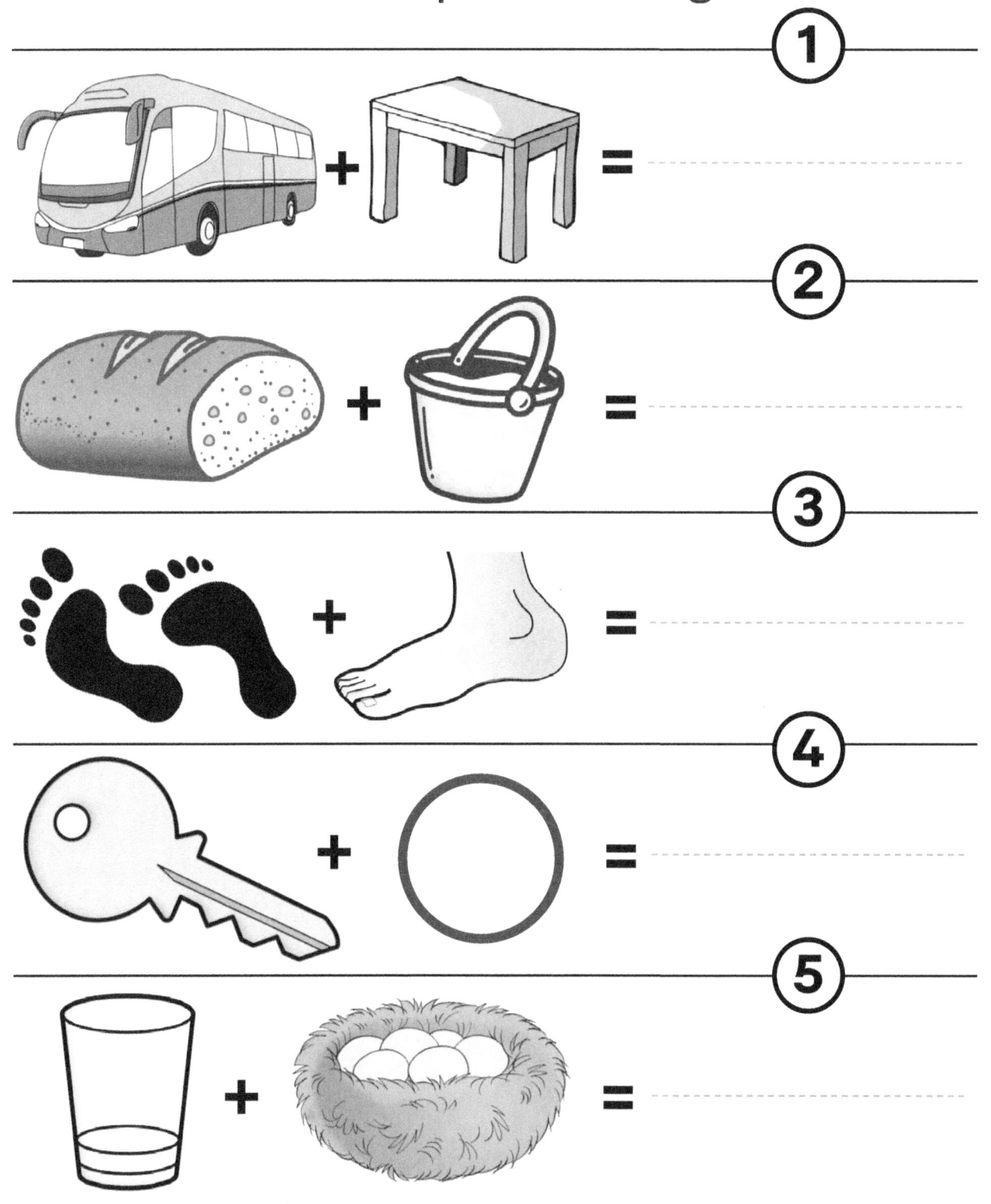

① bus + table =

② pain + seau =

③ pieds + pied =

④ clé + rond =

⑤ verre + nid =

Quiz Culture

Répondez aux questions en choisissant la bonne réponse:

1. Quel est la capitale de l'Espagne?

| Séville | Barcelone | Madrid |

2. Quel est le plus grand océan du monde?

| Pacifique | Atlantique | Indien |

3. Quelle fleur est le symbole national du Japon?

| Pivoine | Lotus | Sakura |

4. Quel animal est souvent associé à la sagesse?

| Chouette | Lion | Dauphin |

5. Quel est le symbole chimique de l'or?

| Ag | Au | Fe |

Différences

Trouvez les **7** différences:

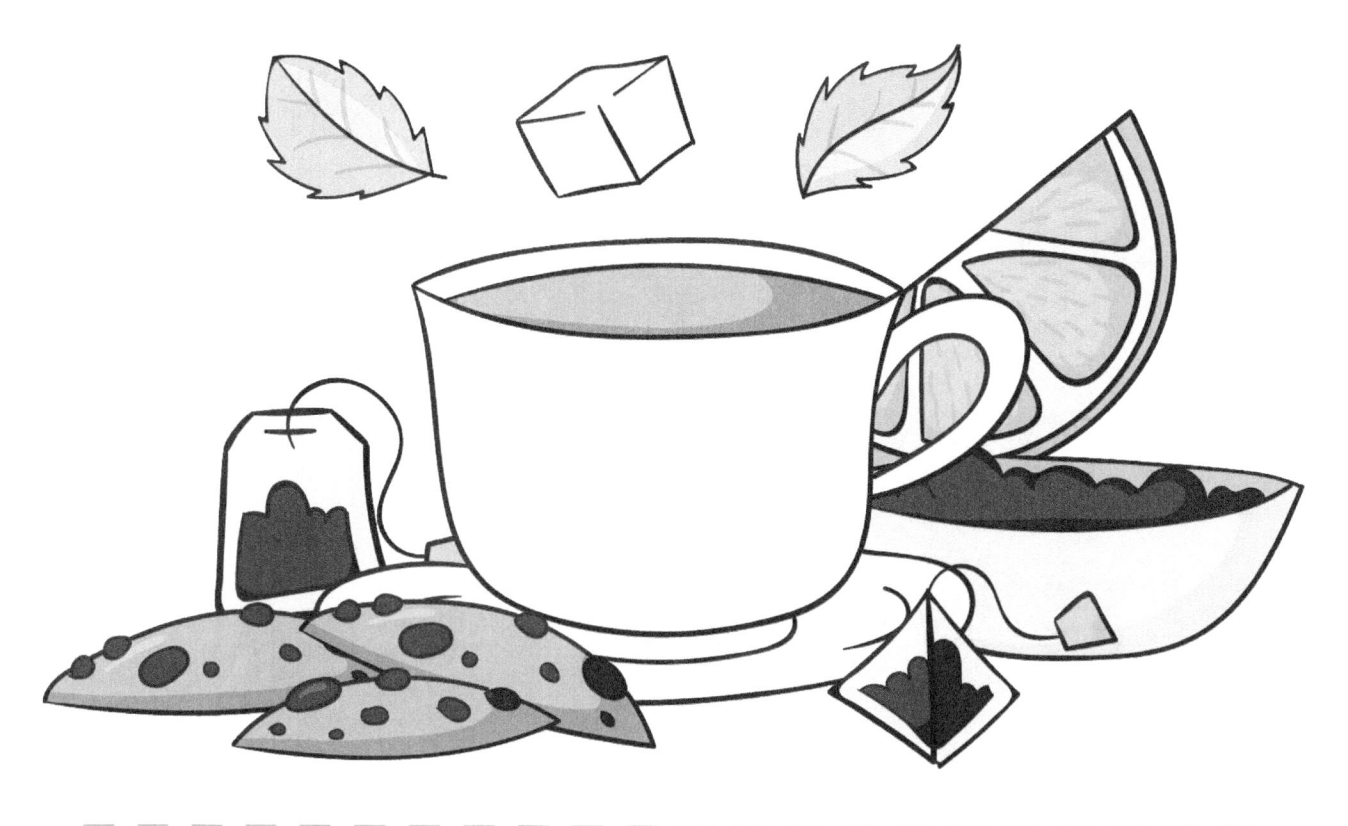

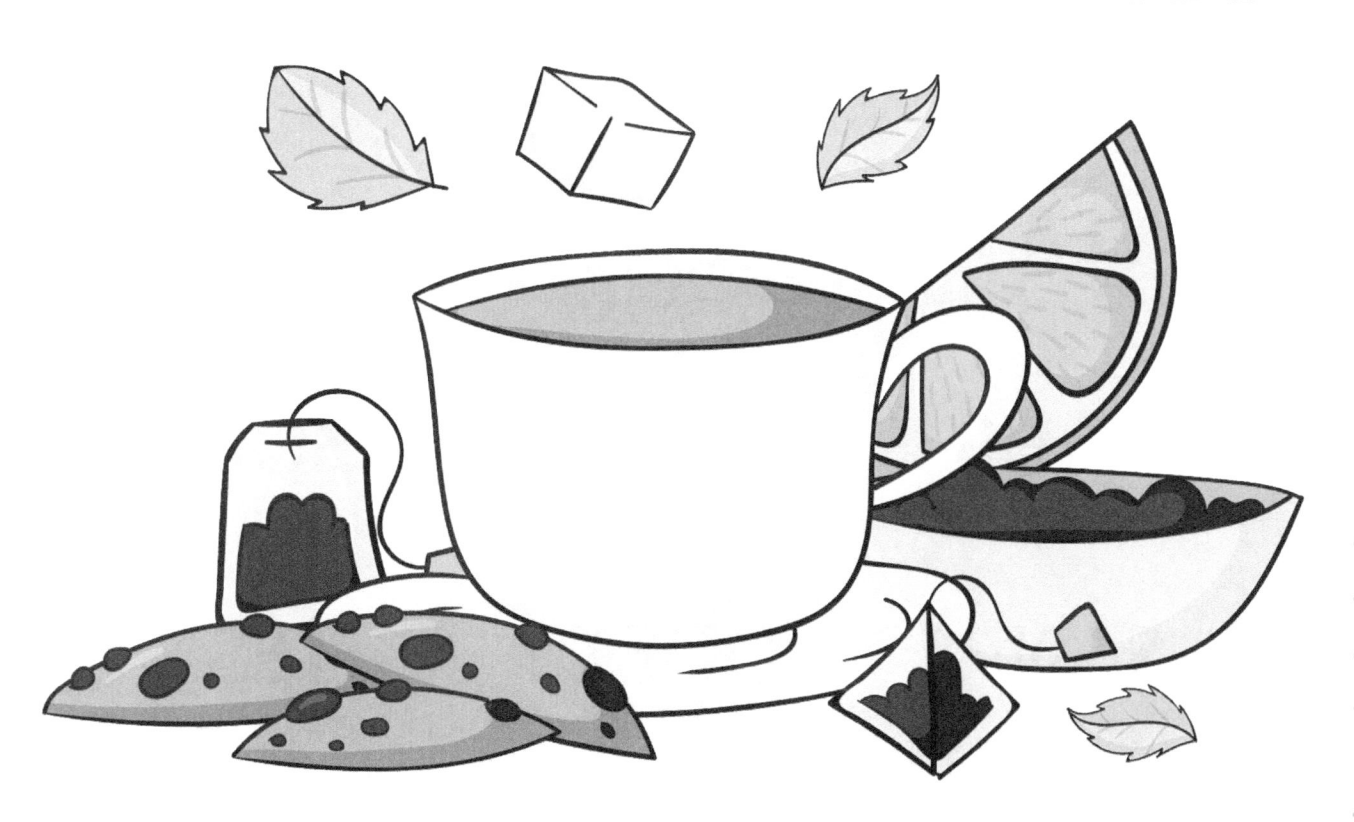

Mots Coupés

Associez les syllabes pour retrouver **8** noms de **chaussures** de 2 à 3 syllabes.

BAS	TI	PIN
MO	CAR	LE
ES	SA	SIN
BOT	KET	NE
CLA	DA	BOT
CHAUS	CAS	SON
SAN	QUET	TES

54

Mot Intrus

Rayez le mot qui ne fait pas partie de la même famille :

1. pâtisserie | pâtissier | pâté | pâtisser
2. glace | glas | glaçon | glaciaire
3. espoir | esprit | espérance | désespoir
4. famille | familier | famélique | familial
5. maintenant | main | manucure | manuel
6. langue | linguistique | lagune | lingual
7. habitat | cohabiter | habitant | habitude
8. moisie | moisissure | moiser | moisi
9. potier | pot | potiron | poterie
10. isoloir | isocèle | isolement | isolable
11. nutation | nutrition | nourrir | nourricier

Souvenirs

▶ Quel était l'endroit le plus mémorable de votre enfance? Pourquoi est-il si spécial pour vous? Et quels souvenirs précis y sont attachés?

Mots Mêlés

Tours De Magie

```
G E S U R P R I S E Q T
T L U T T C H A R M E U
R I L Q N O S D F T A N
T X J L I O U U P E Q O
C I V J R G M R P T B I
Q R H C S E A A S T Z T
F L I T E T H M G E M O
K E R S E C R E T U N P
R O B F T K B C Z G L C
S M X C K A N X P A W C
N O I S U L L I Y B K B
R I O V U O P G N L B T
```

- ☐ BAGUETTE
- ☐ CHAPEAU
- ☐ CHARME
- ☐ CRISTAL
- ☐ ÉLIXIR
- ☐ FUMÉE
- ☐ ILLUSION
- ☐ MAGIQUE
- ☐ POTION
- ☐ POUVOIR
- ☐ SECRET
- ☐ SORCIER
- ☐ SORTS
- ☐ SURPRISE
- ☐ TOURS

Dénombrement

Trouvez et comptez tous les **cercles**.

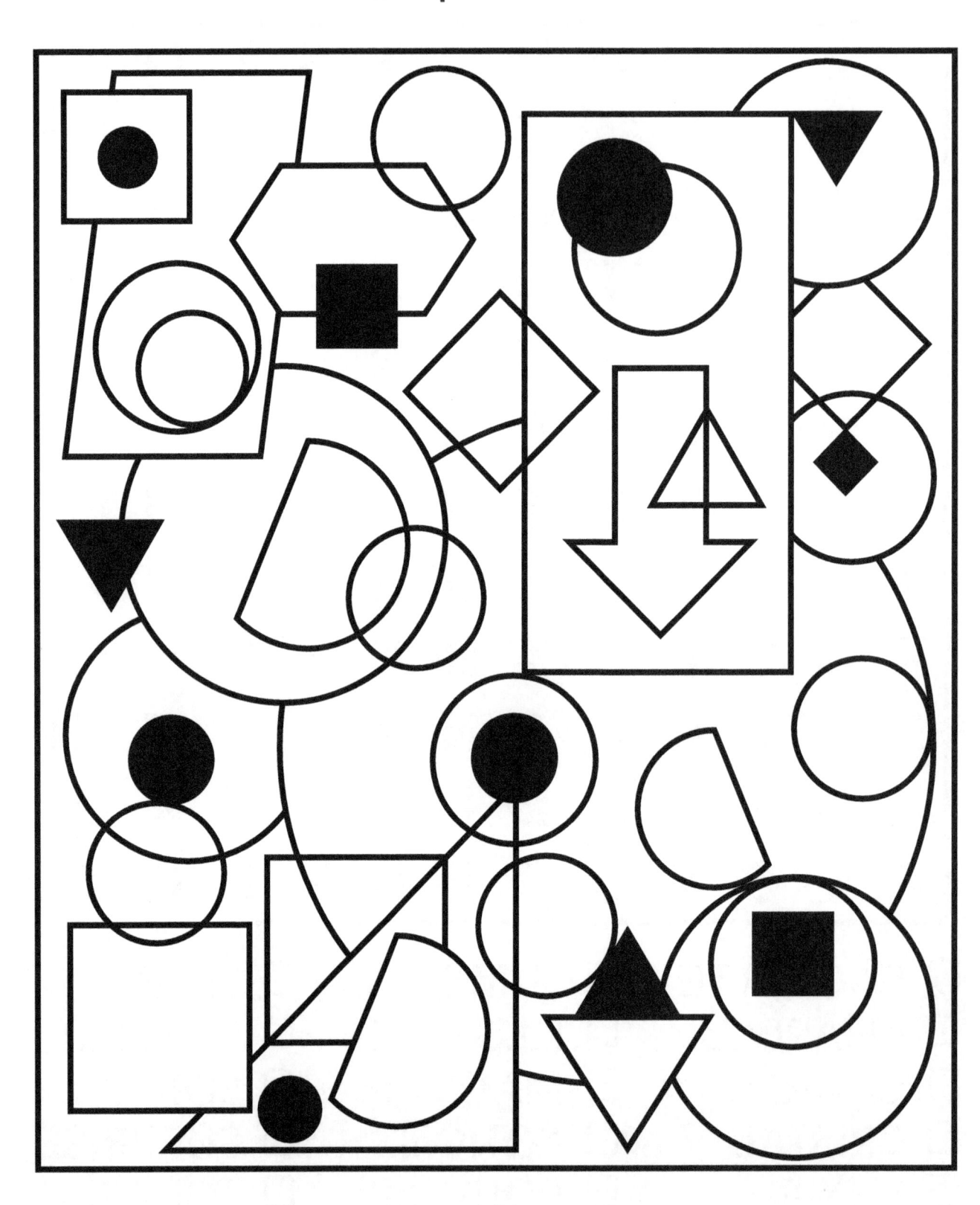

58

Parcours

Observez attentivement ce parcours reliant 7 cercles colorés puis tournez la page pour poursuivre l'exercice.

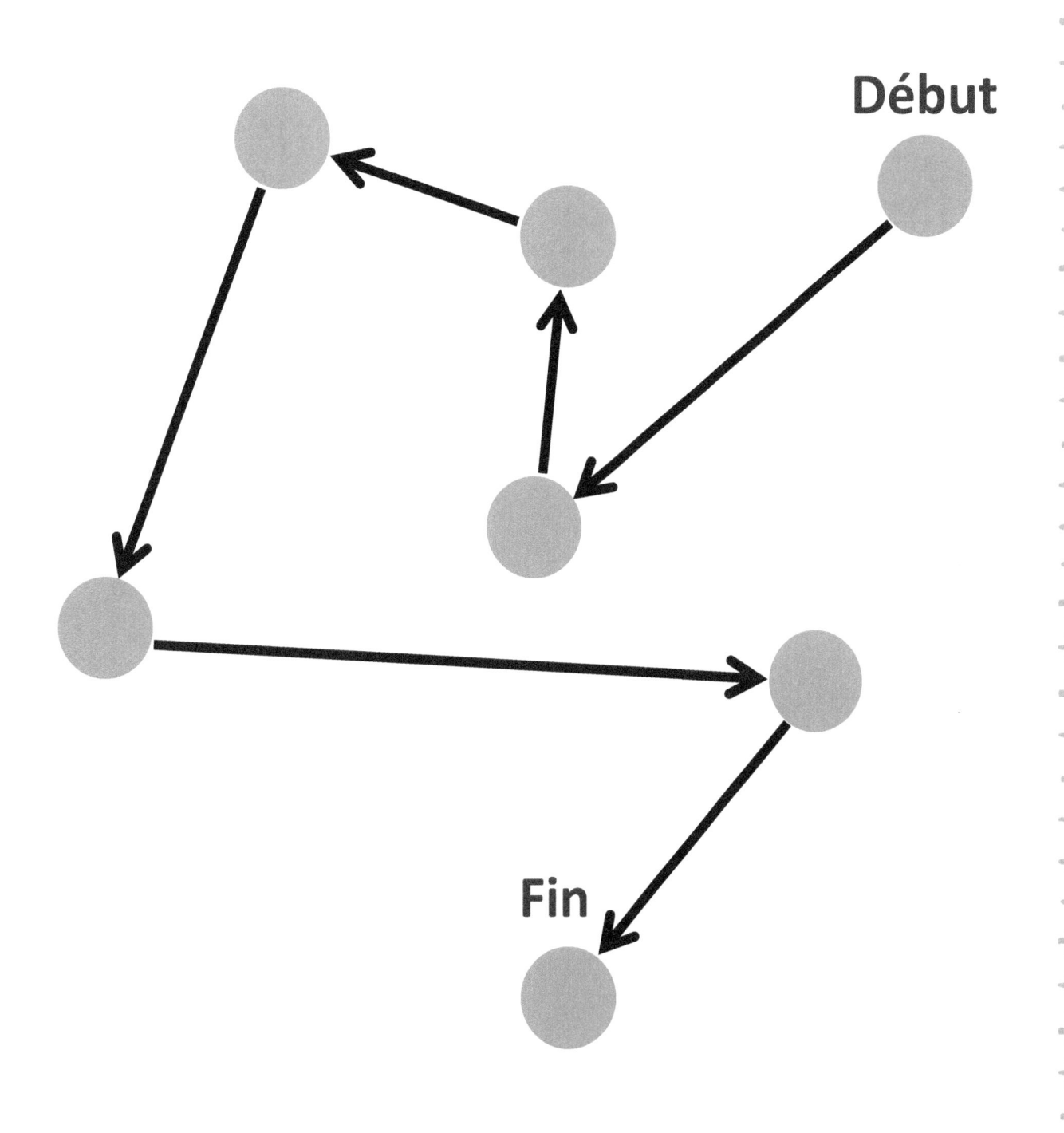

Début

Fin

59

Parcours

Reconstituez le parcours de la page précédente en reliant au crayon les 7 cercles colorés proposés ci-dessous.

60

Jeu de Mots

Composez des mots qui remplissent les champs vides à partir des lettres fournies. Chaque lettre doit être utilisée une seule fois dans un même mot!

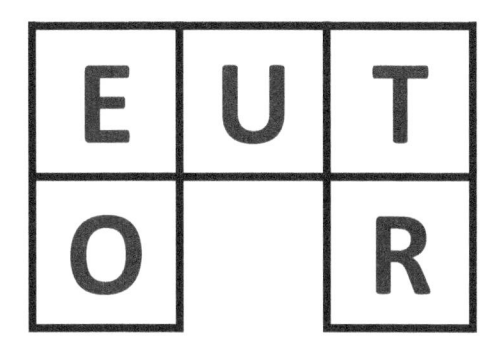

E	U	T
O		R

Jeu de l'intrus

Identifiez l'image qui est différente des autres:

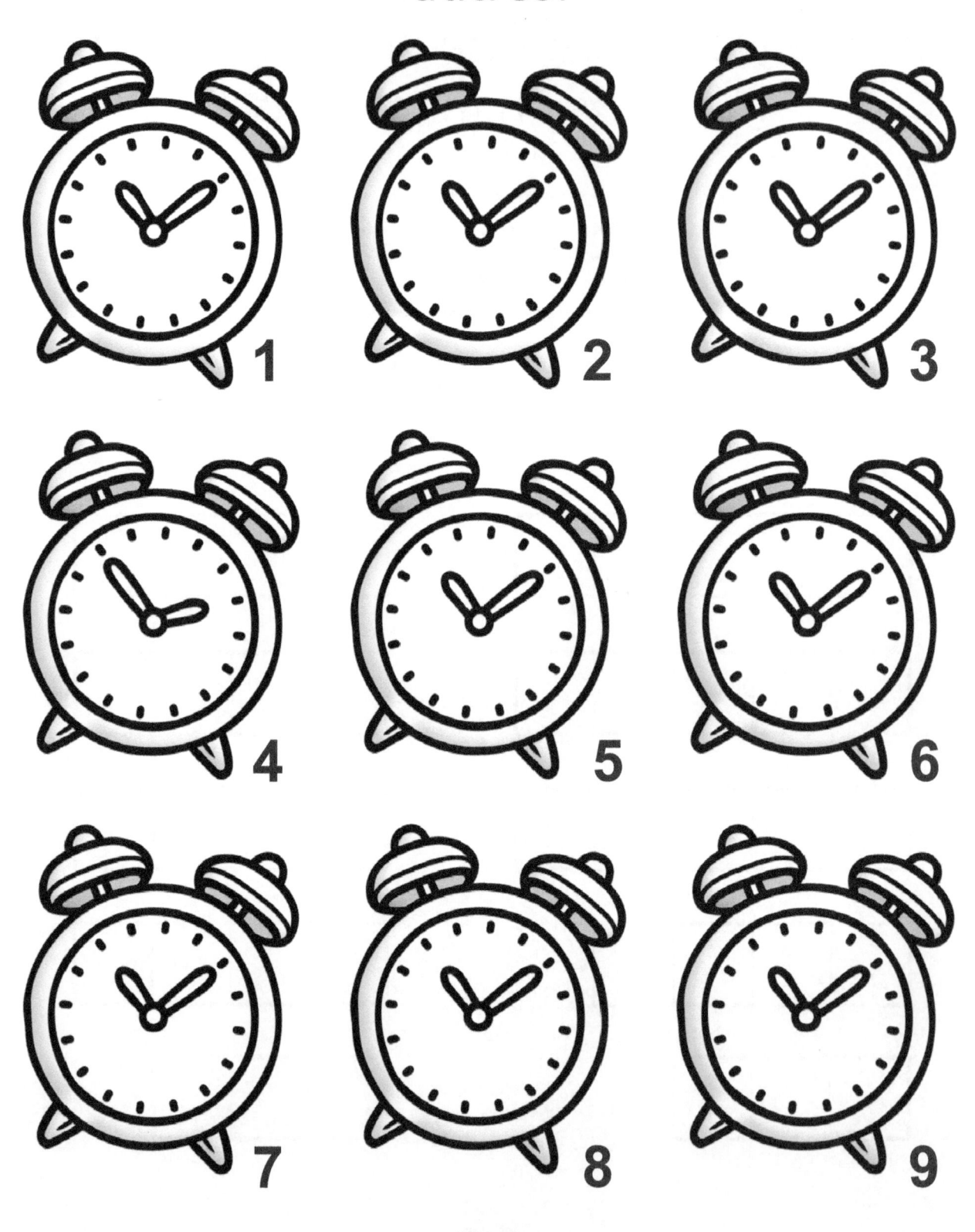

Labyrinthe

Suivez les visages heureux pour trouver la sortie:

Vue de Dessus

Reliez chaque empileur d'anneaux A, B et C avec sa vue de dessus:

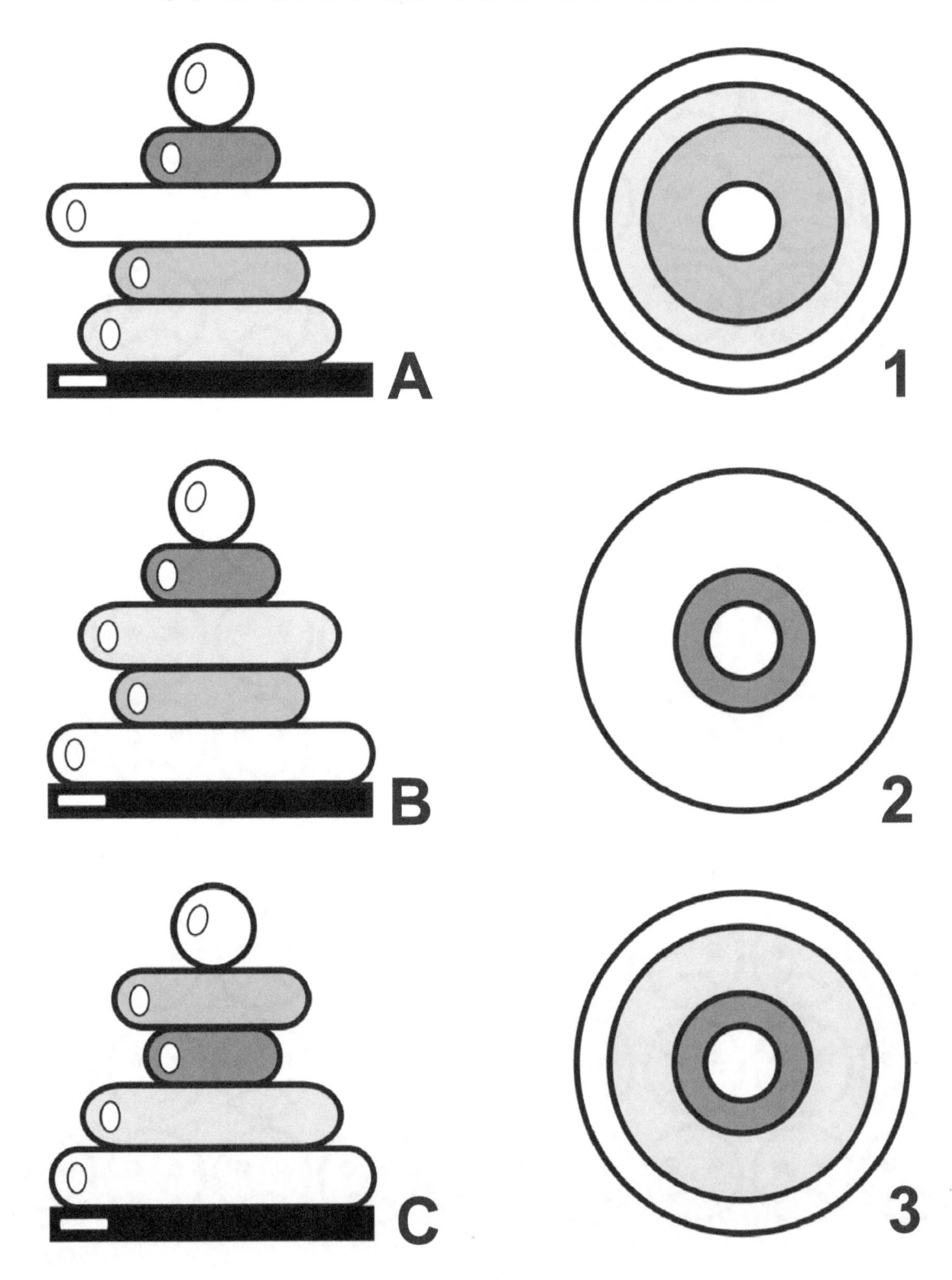

A

B

C

1

2

3

Tautogrammes

Complétez chaque phrase avec des mots commençant tous par la même lettre.

> **Exemple :** Marie mange mes myrtilles.

1. Thomas
2. Des dauphins
3. Le lendemain,
4. Sophie
5. Notre
6. Paul
7. Tu trouves
8. Votre voiture
9. Ce chat
10. Mon magnifique
11. Aujourd'hui,

Correspondance

Associez chaque carré à gauche avec sa partie manquante à droite:

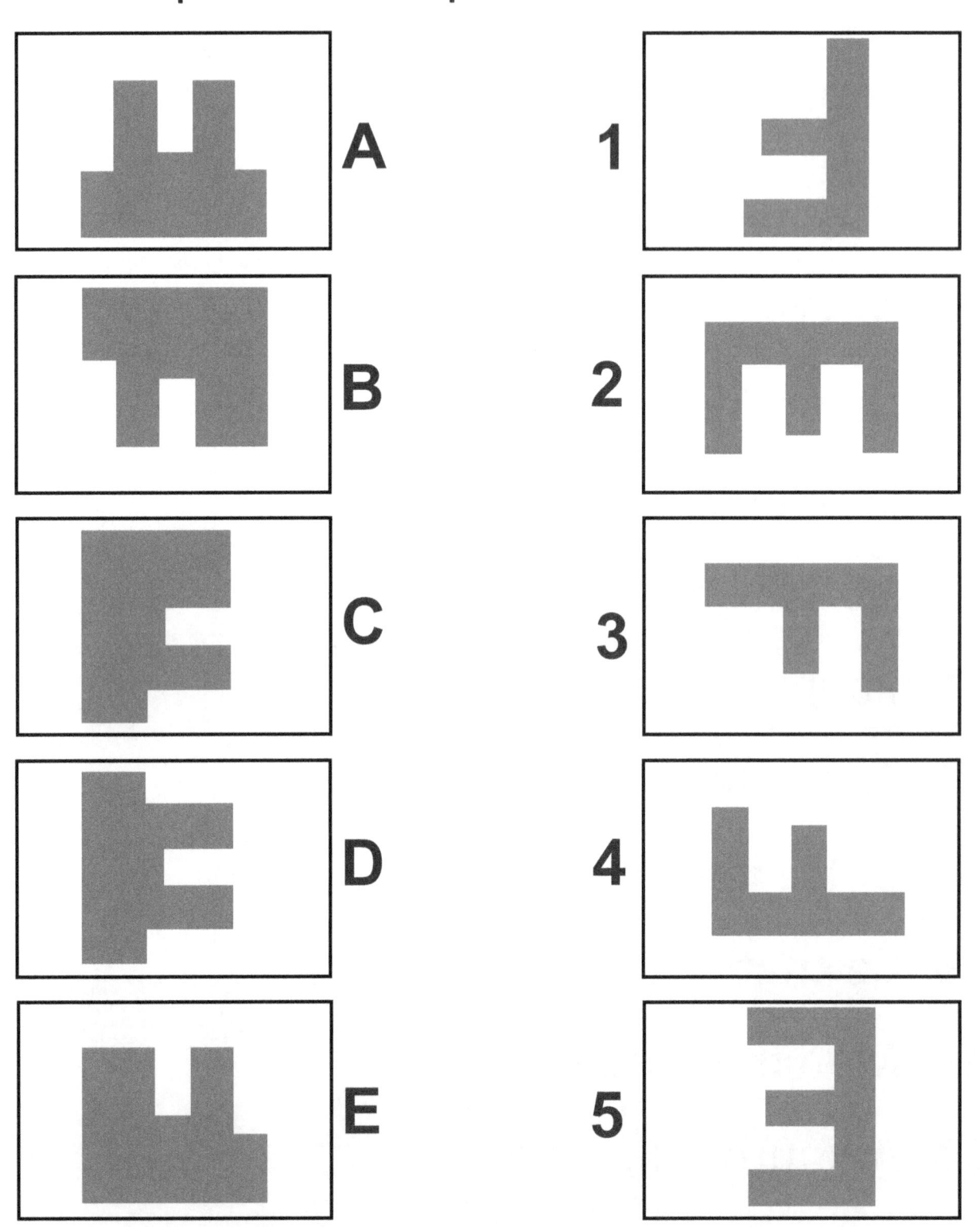

A   1

B   2

C   3

D   4

E   5

Anagrammes

Remettez les lettres dans le bon ordre afin de trouver les noms de **vêtements**:

1. PEJU
2. VARCEAT
3. TNENBO
4. ESICHEM
5. HAUPACE
6. LEIGT
7. STOHR
8. NUETAMA

Utilisez les lettres dans les cases ombrées pour former un autre nom de vêtement:

Nombres Mêlés

Trouvez **l'inverse** des nombres à gauche dans les listes à droites:

5319	5953915391355319351593
6407	64467604074607046070
0183	38130813831030883810
4172	42142714274172411272
6538	58335688356538358365 8
7010	10170170101010710701
9063	30690936093903630963 9
1764	6417417641417174 7146
9156	515196919596916519596
2084	40282048208428404 8024

Jeu des Ombres

Trouvez l'ombre qui correspond à l'image:

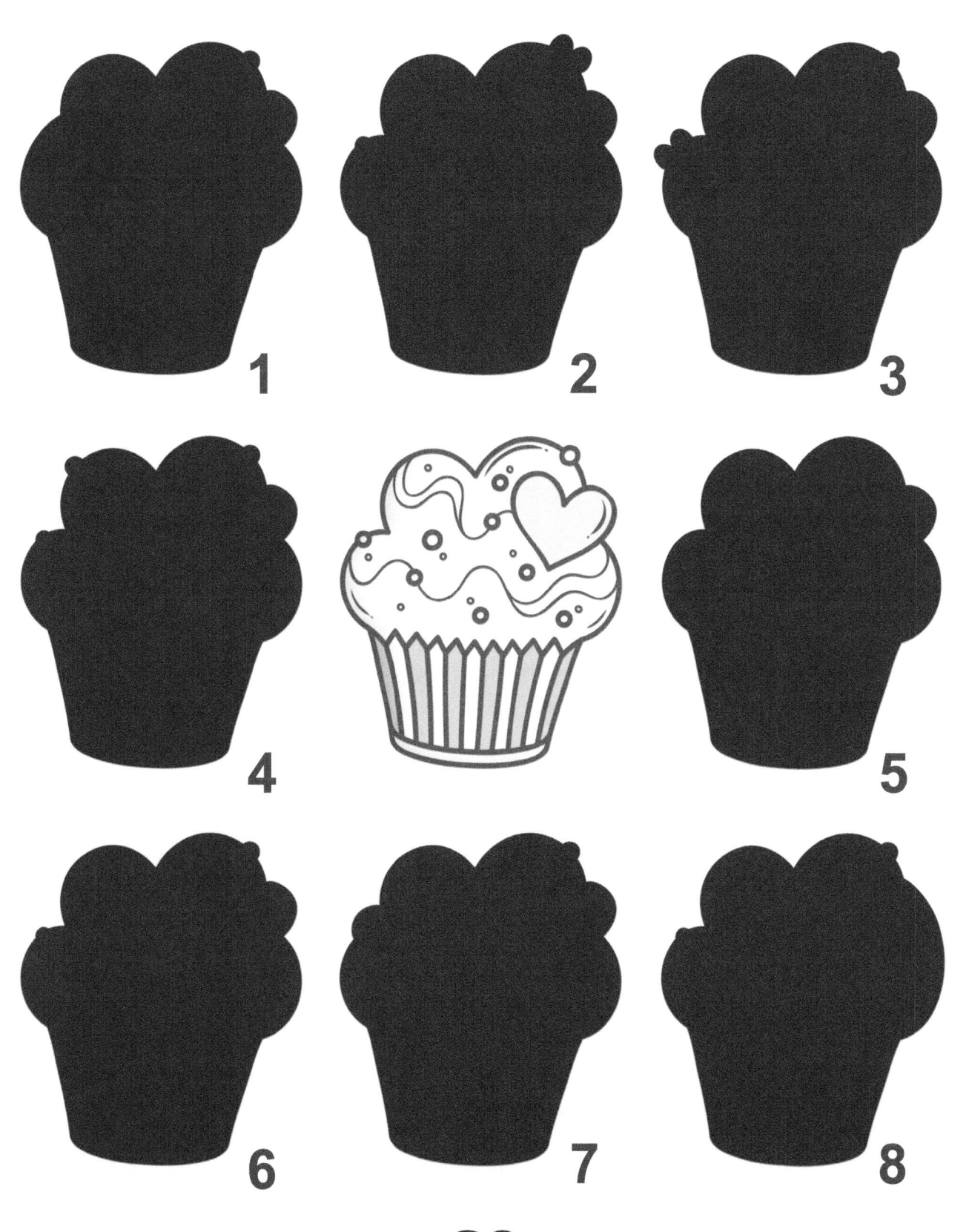

1
2
3
4
5
6
7
8

69

Mots à Trous

Complétez les vides avec les mots de la liste suivante pour former d'autres mots:

| rat | vie | age | chant | air | cher | lit |
| nord | feu | fin | jeu | nom | dos | arc |

pl	age			cl	air	on
re	nom	mée			feu	ille
mé	lit			in	vie	i
dé	jeu	ner			chant	ique
re	cher	che			dos	sier
en	rat			m	arc	her
p	air	ique		é	fin	e

70

Disposition

Observez attentivement la forme et la place des 6 éléments disposés sur la grille. Ensuite, tournez la page pour poursuivre l'exercice.

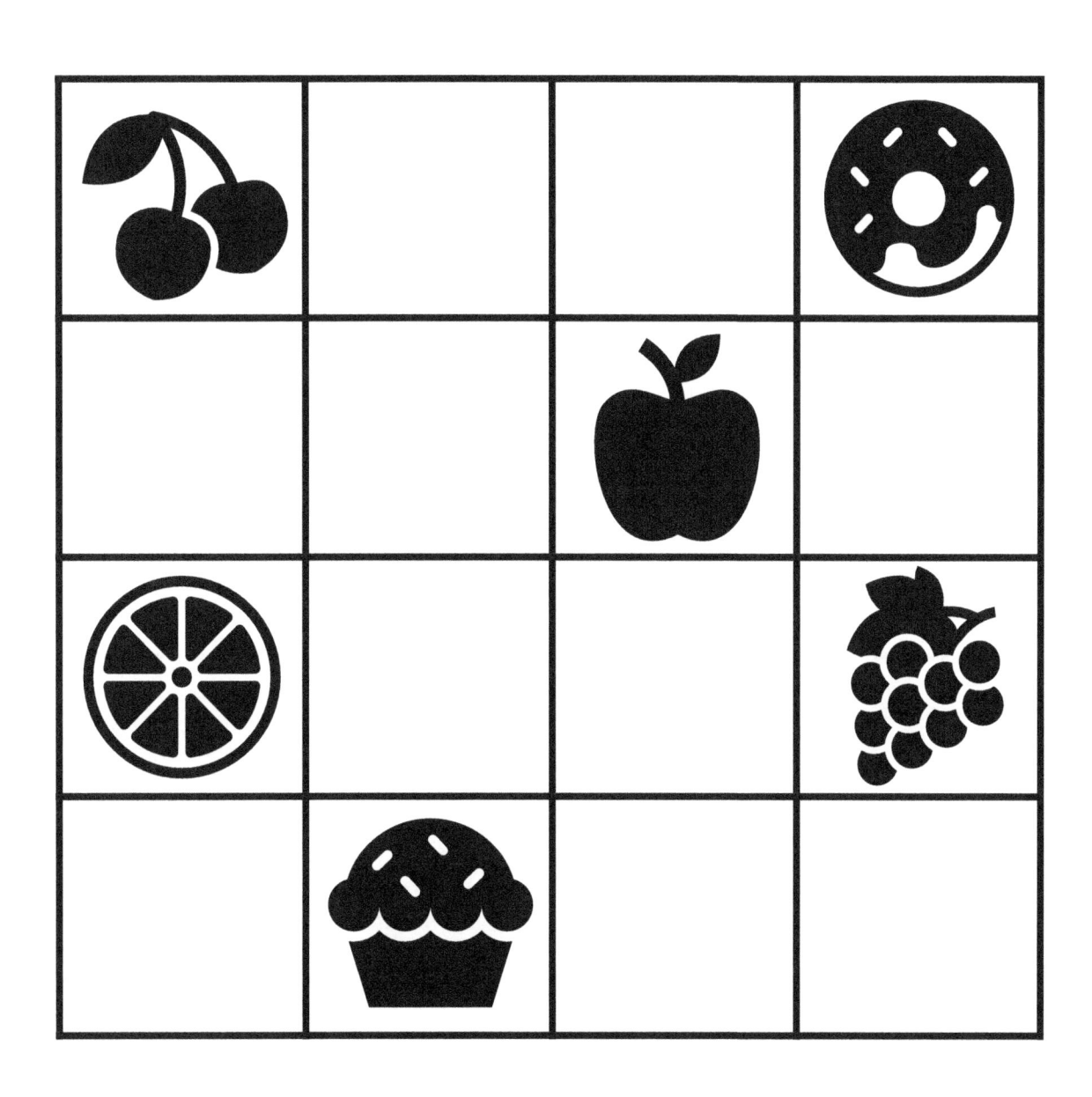

Disposition

Replacez correctement les 6 éléments sur la grille en fonction de leurs numéros.

1	2	3	4	5	6
🍎	🍊	🧁	🍒	🍩	🍇

Mots Mêlés

Les Momies Mystérieuses

```
M P H A R A O N C L D Q
D D C W R R P Q K P E D
C E R C U E I L M G L N
S R V N R R R T Y Z O M
E T V S D M C P U R L E
G O R E E E T O T E P W
A M T C S E E A R O L N
D B E H E B N S N P B S
N E H A R H Y A U X S W
A A T G T M C J P M F X
B U Y E P Y R A M I D E
L F M L E I M O M D N P
```

- ☐ BANDAGES
- ☐ CANOPE
- ☐ CERCUEIL
- ☐ CORPS
- ☐ DÉSERT
- ☐ EGYPTE
- ☐ MOMIE
- ☐ MUSÉE
- ☐ MYTHE
- ☐ NATRON
- ☐ PHARAON
- ☐ PYRAMIDE
- ☐ RITUELS
- ☐ SÉCHAGE
- ☐ TOMBEAU

Calcul de l'heure

Effectuez le calcul de l'heure, puis représentez cette heure sur l'horloge:

2 h 10 min + 20 min = ___ h ___ min	11 h 40 min + 5 min = ___ h ___ min	7 h 05 min + 45 min = ___ h ___ min

21 h 41 min + 19 min = ___ h ___ min	00 h 53 min + 17 min = ___ h ___ min	15 h 30 min + 45 min = ___ h ___ min

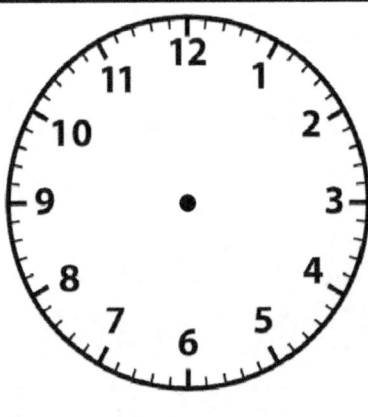

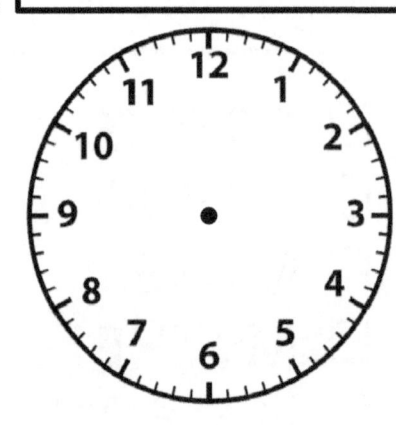

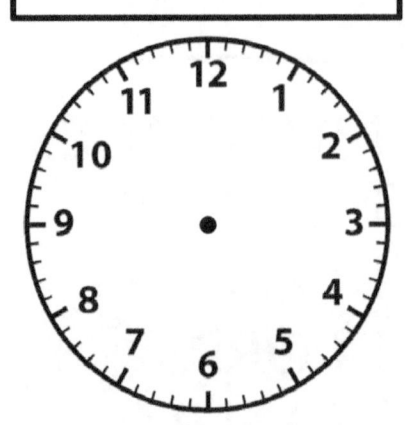

74

Jeu du Miroir

Trouvez la copie miroir de cette image:

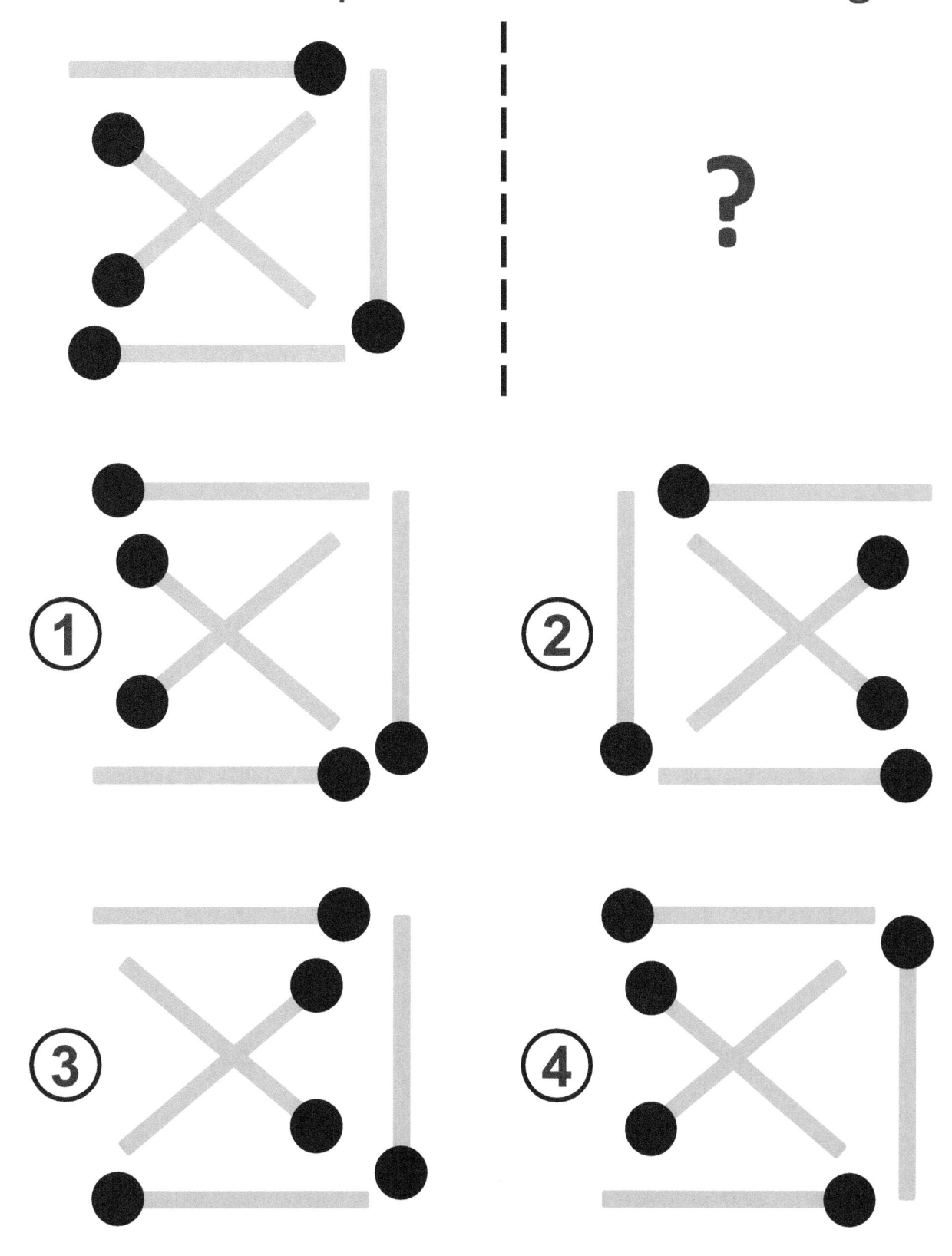

75

Quiz Culture

Répondez aux questions en choisissant la bonne réponse:

1. Quelle est la monnaie utilisée en Chine?

| Won | Peso | Yuan |

2. Quelle est la langue officielle du Vatican?

| Allemand | Italien | Français |

3. Qui a peint la célèbre œuvre "La Nuit étoilée"?

| Picasso | Van Gogh | Monet |

4. Quelle est la plus grande planète du système solaire?

| Vénus | Mars | Jupiter |

5. Qui a écrit "Le Malade imaginaire"?

| Molière | Hugo | Voltaire |

Énigmes

Résolvez chacune de ces énigmes:

1. Qu'est-ce qui vous appartient mais qui est surtout utilisé par les autres? ....

2. Combien de mois dans l'année comportent 28 jours? ....

3. Vous participez à une course et, juste avant la ligne d'arrivée, vous dépassez la personne qui était en 2ème position. À quelle position finissez-vous? ....

4. Où peut-on trouver 'samedi' avant 'vendredi' ?" ....

5. Quel mot commence et se termine par E, mais n'a qu'une seule lettre? ....

6. Il y a une maison de plain-pied dans laquelle tout est jaune. Murs jaunes, portes jaunes, meubles jaunes. De quelle couleur sont les escaliers? ....

Jeu de l'intrus

Identifiez l'image qui est différente des autres:

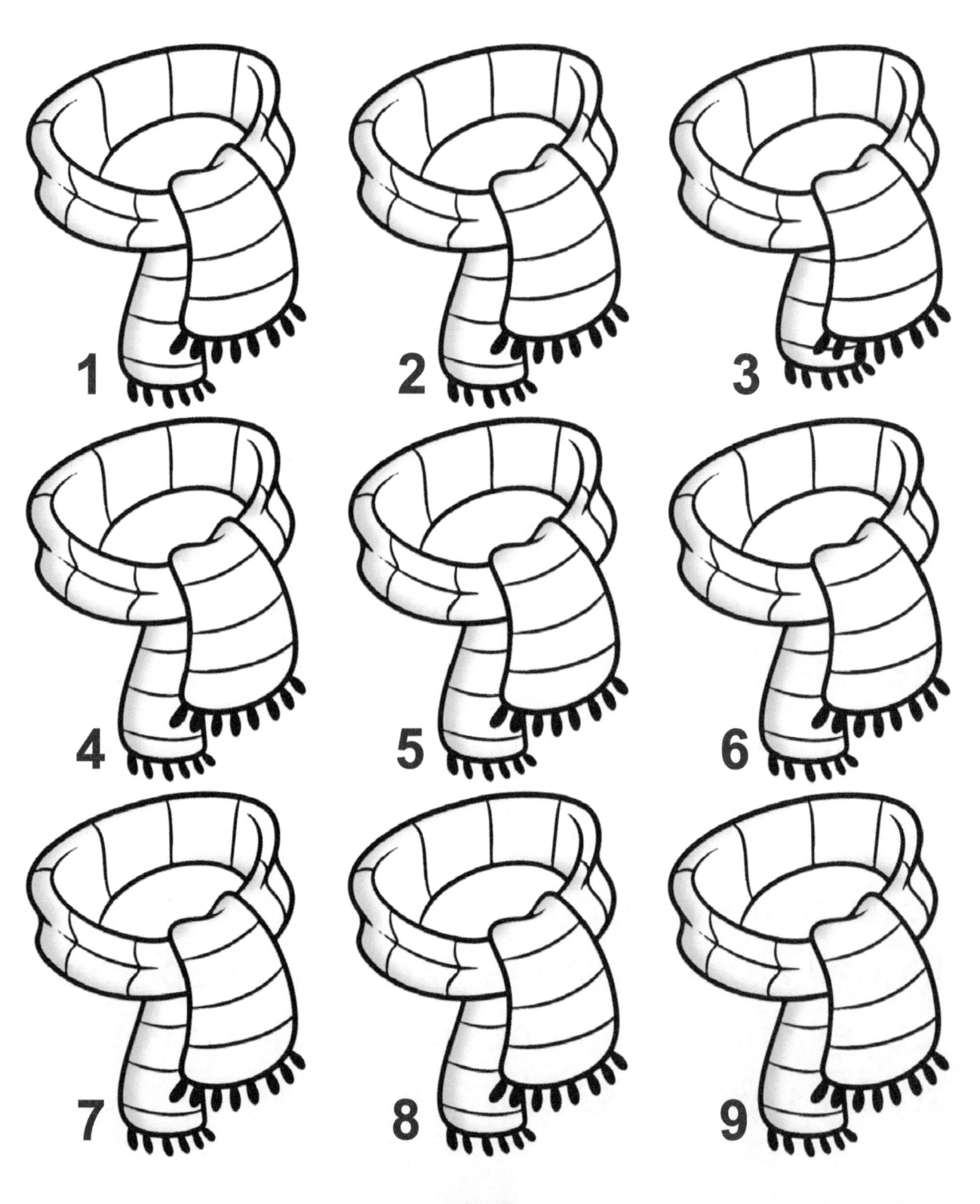

78

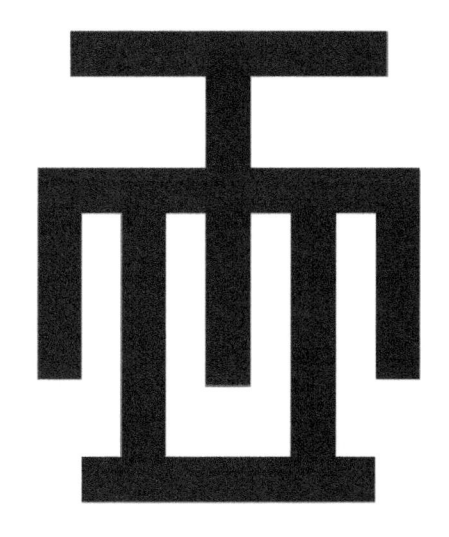

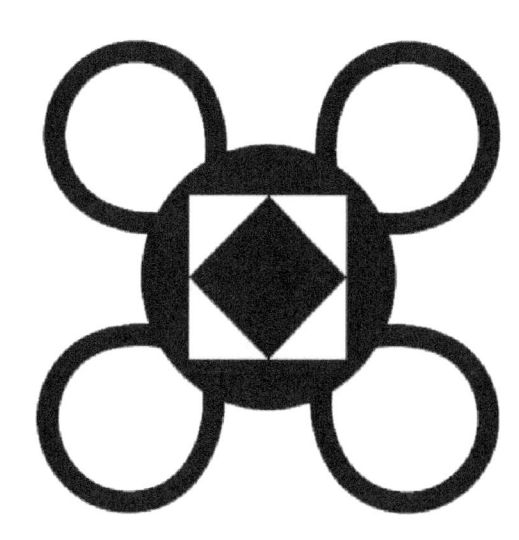

Mémoire Visuelle

Regardez attentivement les 4 figures suivantes et mémorisez-les. Ensuite, tournez la page pour poursuivre l'exercice.

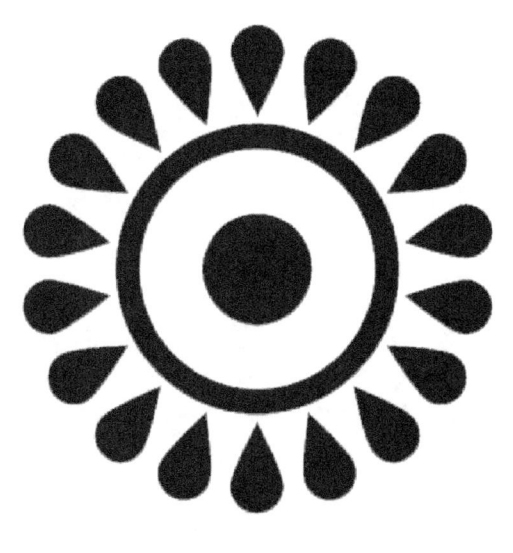

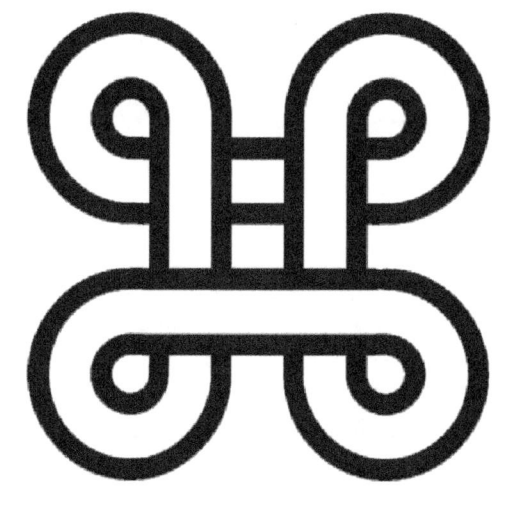

Mémoire Visuelle

Retrouvez chacune des 4 figures qui vous ont été présentées au verso, parmi 4 figures similaires.

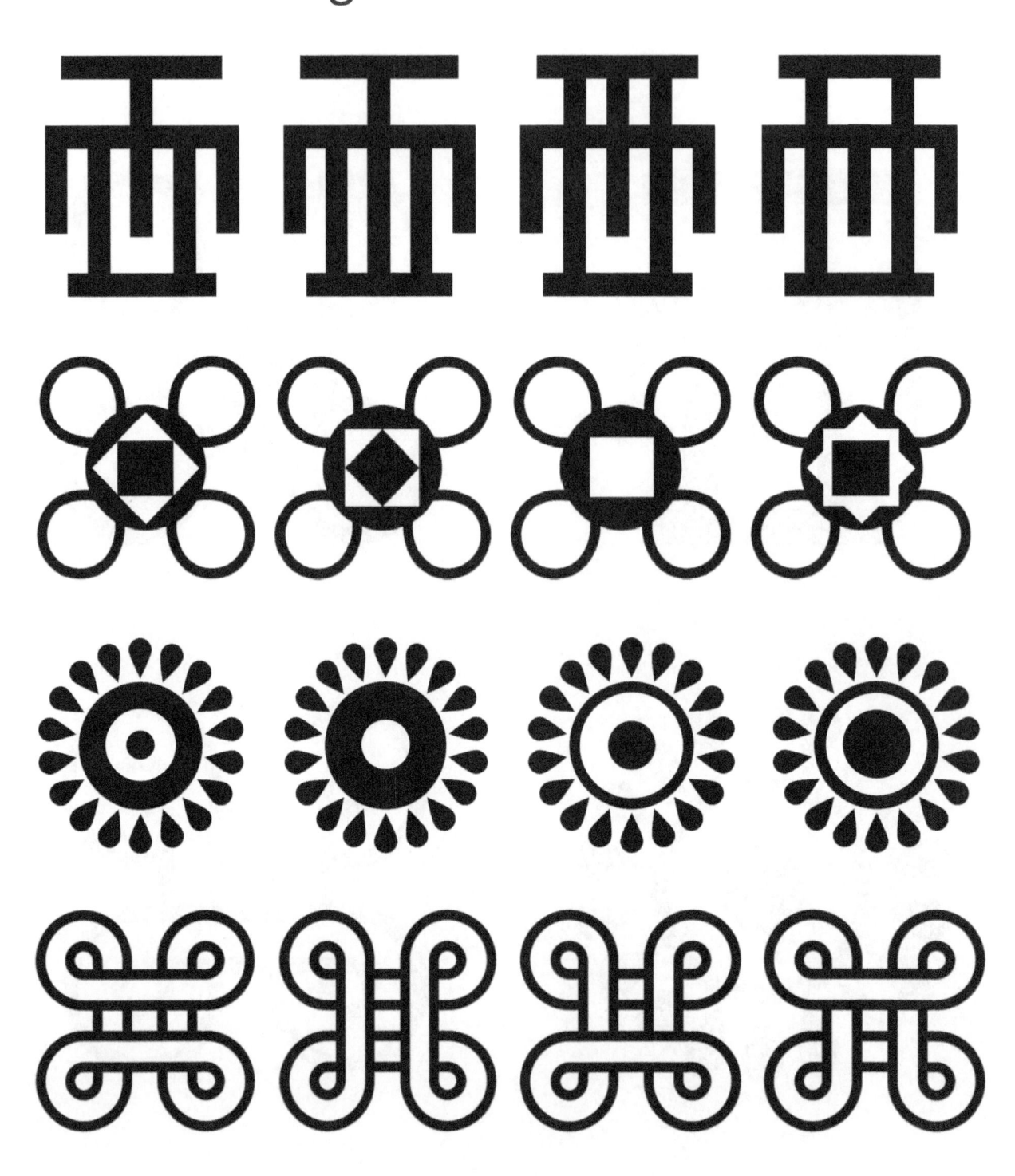

80

Labyrinthe

Trouvez la sortie le plus vite possible:

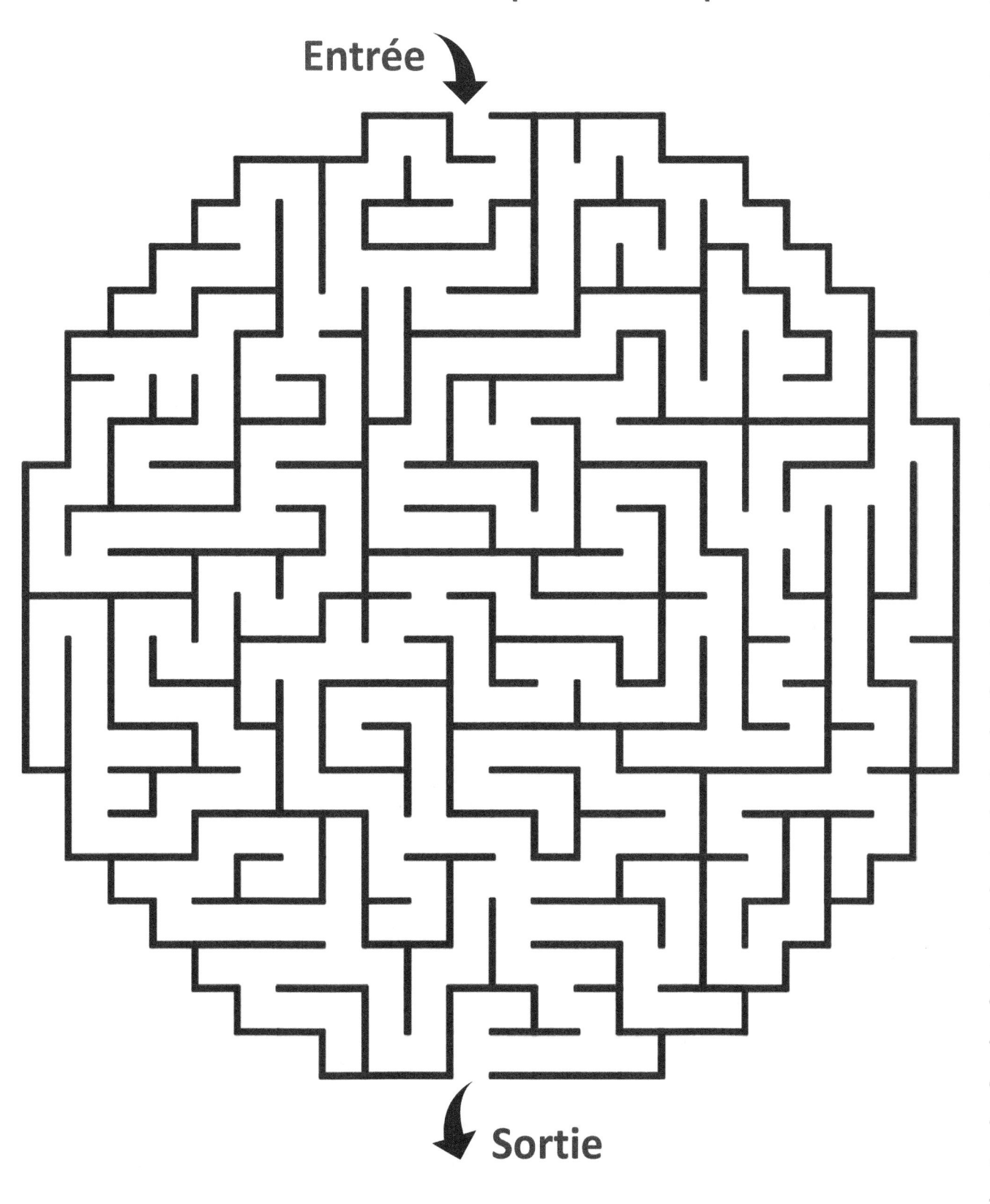

Entrée

Sortie

81

Fragment

Repérez le fragment manquant dans cette image:

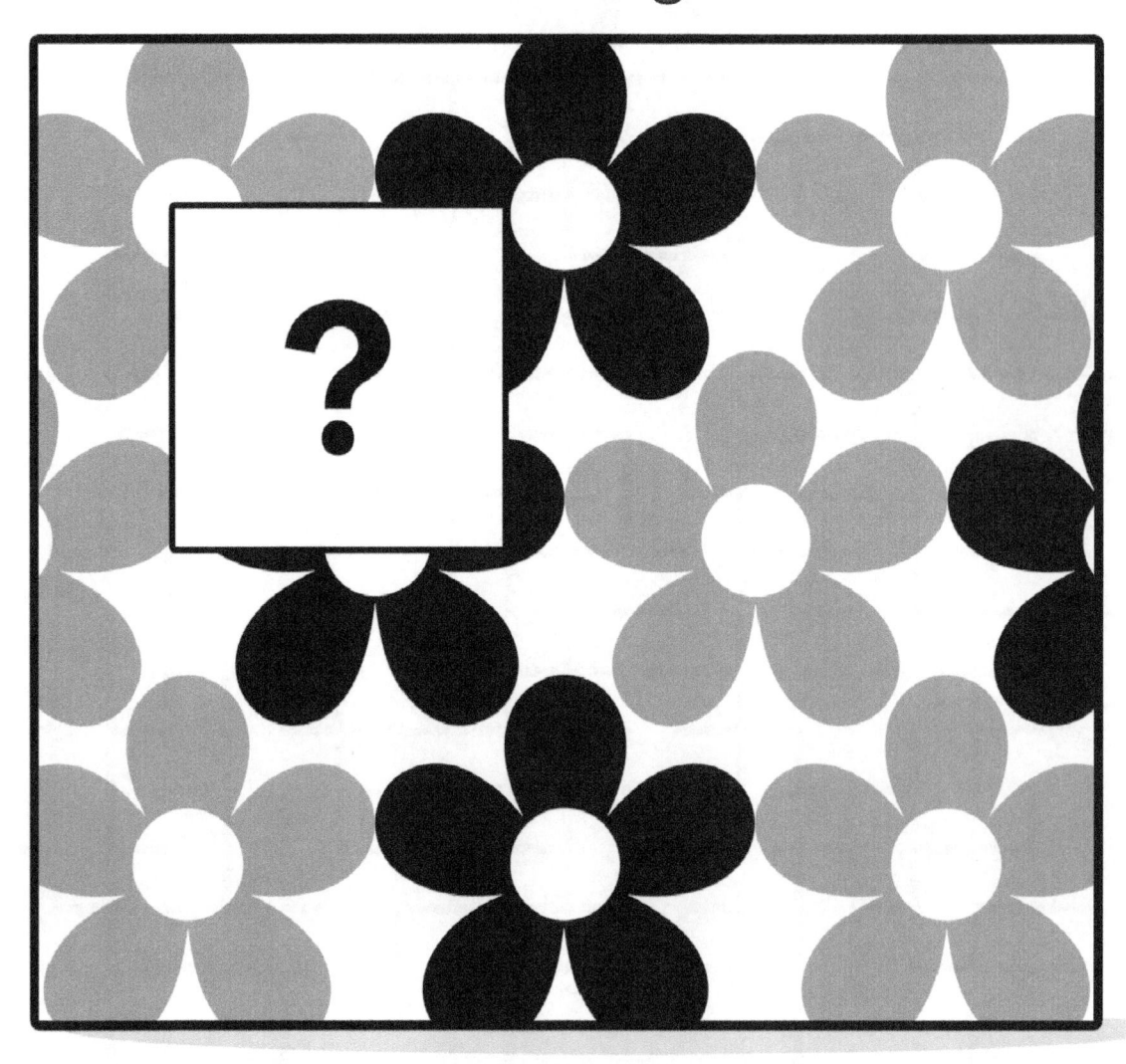

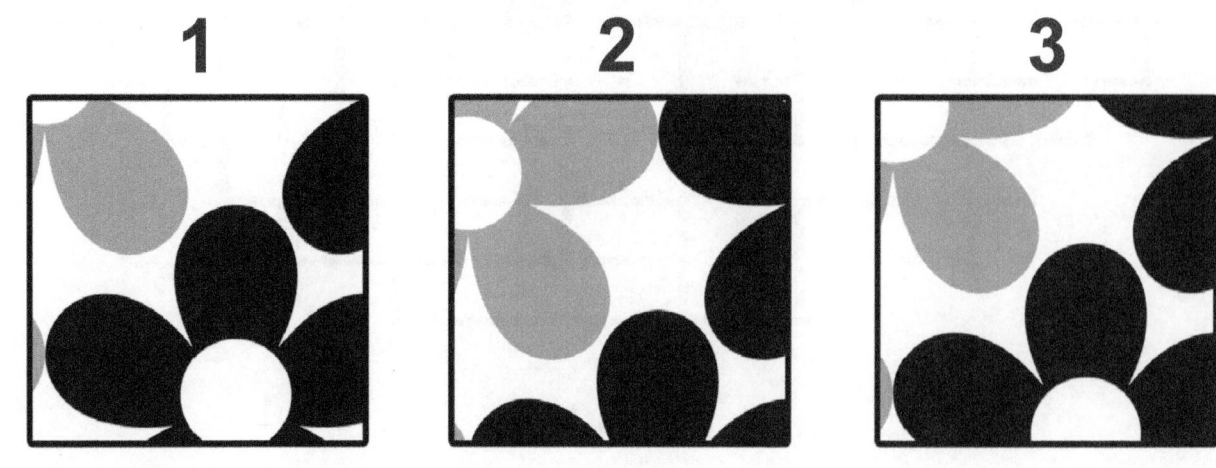

1 **2** **3**

82

Mots Mêlés
Aller au Cinéma

```
J X S N S P O P C O R N
C H C R R K M N T D T Y
O L E U U M R L R D S J
M H N E E D K A Z E N D
E L A R T M M S A D M N
D P R R C E L N A R C E
I C I O A I C I Z L N K
E K O H Q E N H F O L R
W A F F I C H E I L A E
B N T E K C I T M C V V
R Q V J K T C B S A M N
Y N Z F W A M O J K L D
```

- ☐ ACTEURS
- ☐ ACTION
- ☐ AFFICHE
- ☐ CINÉMA
- ☐ COMÉDIE
- ☐ DRAME
- ☐ ÉCRAN
- ☐ FILM
- ☐ HORREUR
- ☐ OSCAR
- ☐ POPCORN
- ☐ SALLE
- ☐ SCÉNARIO
- ☐ SÉANCE
- ☐ TICKET

Labynombres

Commencez à 1 et terminez à 100 en comptant par 3 (diagonales inclus!):

1	4	8	10	17	23	24	28	27
2	7	6	15	20	22	25	26	21
11	10	13	16	19	21	28	32	33
12	14	15	14	17	30	31	29	30
47	45	44	42	41	32	33	34	35
51	57	50	45	43	40	37	36	33
56	55	52	49	46	41	42	87	90
59	58	53	48	50	87	85	88	89
62	61	60	50	80	82	86	91	92
63	64	67	70	72	79	94	94	93
66	65	68	71	73	76	98	97	100

Mémorisation

Mémorisez pendant 2 minutes les 16 mots présents sur cette grille. Ensuite, tournez la page pour poursuivre l'exercice.

lilas	nuage	granite	plume
avenir	gris	poème	cloche
radio	pizza	étoile	maigre
tricot	jambon	agent	violon

Mémorisation

Retrouvez les **16** mots de la grille précédente parmi ces **40** mots:

ciel	brume	laine	argent
coton	mince	radio	guitare
pizza	grand	rose	marbre
jambe	nuage	avenir	violon
vers	roche	pluie	menu
tricot	agent	éclair	pâtes
encre	poème	jambon	plume
étoile	cloche	marine	mélodie
violet	maigre	livre	gris
jaune	lilas	océan	granite

Solutions

Page 1

```
E M B G X B Y E S N A D
U Q T U T R E I K X J E
Q H E N J R M Z P M L L
I J D Z I A R I R E S L
S Z B O N H E U R C C I
U S S B L N T J E N A M
M T E D U N X L F A D A
F A N C R F E M W I E F
N L N Y I B F Y K B A M
C C V J R L G E K M U N
L E J E N M E P T A X N
P A R T A G E D Q D N Z
```

Page 4

1. Lampe
2. Poêle
3. Microphone
4. Robinet
5. Calculatrice
6. Boussole

Page 2

Ombre 8

Page 3

A : 15 → 18 → 19 → 20 → 23 → 27 → 28 → 31

C : 69 → 75 → 79 → 82 → 88 → 86 → 91 → 97

B : 41 → 46 → 52 → 54 → 57 → 58 → 60 → 63

Page 5,6

Figure C

Page 7

A. Cactus, Chaussure à talon haut, Clé, Palette, Menottes, Os, Lunette, Fourchette, T-shirt.

B. Parapluie, Ciseaux, Puzzle, Moustache, Casque, Guitare, Cintre, Sapin, Clé à molette.

Solutions

Page 8

A : amical ➜ caillou ➜ domino ➜ écolier ➜ feuille ➜ guitare

B : hamster ➜ illustrer ➜ journal ➜ kilos ➜ mamie ➜ nuage

C : otarie ➜ paysage ➜ sirop ➜ sourire ➜ taper ➜ vaisseau

D : maçon ➜ portail ➜ quinze ➜ raisin ➜ turban ➜ urgent

Page 10

A avec 2
B avec 1
C avec 3

Page 12

Intrus : 8

Page 9

- Les bons comptes font les bons amis.
- L'union fait la force.
- Qui s'assemble se ressemble.
- La nuit porte conseil.
- Jamais deux sans trois.
- Les grands esprits se rencontrent.
- L'habit ne fait pas le moine.
- Les absents ont toujours tort.
- Pauvreté n'est pas vice.

Page 11

1. FRAISE
2. BANANE
3. POIRE
4. FIGUE
5. CERISE
6. ORANGE
7. GRENADE
8. AVOCAT

➜ ABRICOT

Solutions

Page 13

"Il n'y avait plus de fromage pour les sandwichs à midi, ce qui a rendu ma pause déjeuner frustrante. J'ai donc décidé de tenter un hamburger sans fromage, mais cela n'a pas été satisfaisant. En fin de journée, j'ai préparé une délicieuse pizza à la maison pour compenser."

Page 14

1. | 25 | 9 | 14 | 21 | 35 | 13 | 42 | 31 |
2. | 18 | 43 | 31 | 86 | 9 | 26 | 62 | 56 |
3. | 65 | 124 | 38 | 103 | 71 | 55 | 88 | 13 |

Page 15, 16

Phrase A → 2
Phrase B → 4

Page 17

Fragment 2

Page 18

1. Route
2. béret
3. gazelle
4. faveur
5. dévoiler
6. chaux
7. tortue
8. cachet
9. froid
10. soleil
11. coude

Solutions

Page 19

1. Se mouiller sous l'eau.
2. Appliquer du gel…
3. Rincer le corps…
4. Se sécher le corps…

---

1. Planifier le voyage.
2. Réserver les billets…
3. Préparer les bagages…
4. Se rendre à l'aéroport.

---

1. Faire une liste…
2. Choisir les produits…
3. Vérifier les dates…
4. Mettre les produits…
5. Passer en caisse…

Page 21, 22

- ▶ 2 garçons et 1 fille
- ▶ 1. Lucas 2. Julie
  3. Mathis 4. Lucas
  5. Julie

Page 20

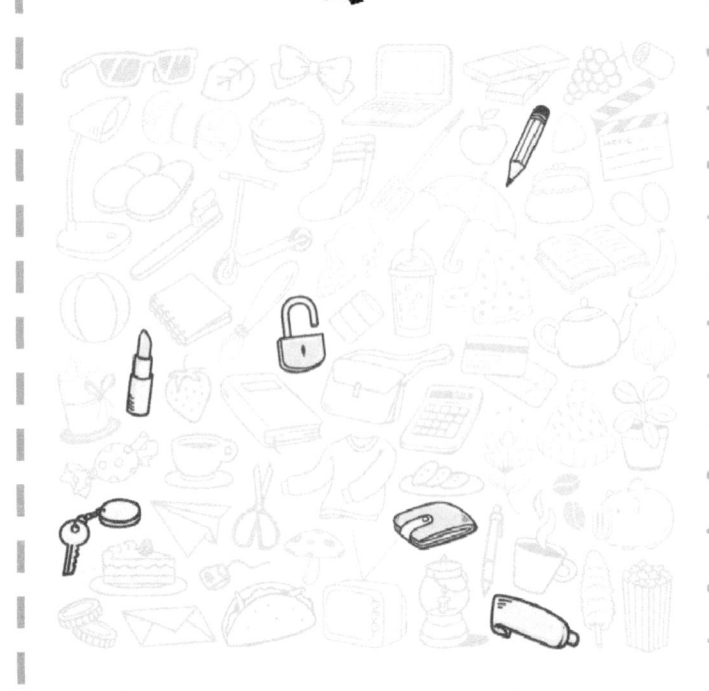

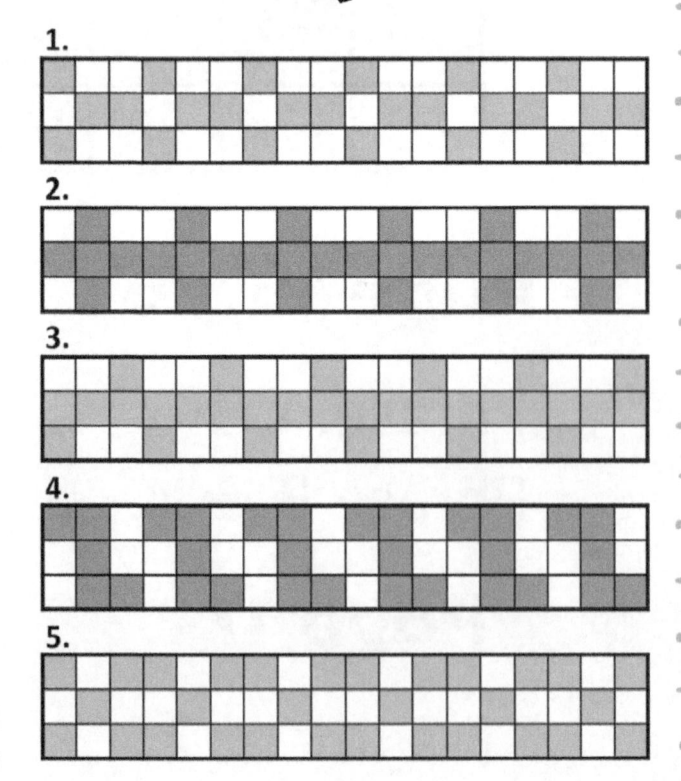

Page 23

Solutions

Page 24

1. Menuisier
2. Peintre
3. Chef
4. Jardinier
5. Journaliste
6. Avocat
7. Enseignant
8. Médecin
9. Acteur

Page 27

41	+	9	=	50		60		66
		÷		-		÷		-
		3		14	+	30	=	44
		=		=		=		=
12	×	3	=	36		2		22
+								
60		57		16	+	33	=	49
=		+		-		÷		-
72	÷	8	=	9		3		31
		=		=		=		=
		65		7	+	11	=	18

Page 25

Livre	R V I L E
Théière	T È É R H
Briquet	Q I T U B E
Microphone	C O P M H
Citrouille	U L O T E I

Page 26

1. Une tasse de thé chaud apaise l'âme.
2. L'art est une belle façon de s'exprimer.
3. La nature est une source infinie de merveilles.
4. La simplicité apporte souvent la plus grande joie.
5. Un sourire peut illuminer n'importe quelle journée.
6. Les moments passés autour de la table en famille sont précieux.

Solutions

Page 28
Copie miroir 3

Page 30
Cadeau 4 avec 10

Page 31
Gazon : **V**
Cerise : **R**
Tangerine : **O**
Canari : **J**
Brocoli : **V**
Myrtille : **B**
Bois : **M**
Ketchup : **R**
Coquelicot : **R**
Maïs : **J**
abricot : **O**
Écureuil : **M**
Noix : **M**
Tournesol : **J**

Page 34
Intrus 5

Page 29

K	M	N	E	T	T	E	L	A	G	J	L
C	F	S	W	V	H	L	R	M	T	N	M
N	R	M	A	C	H	R	K	F	I	S	N
K	V	E	O	B	C	X	O	B	R	T	E
B	T	I	P	E	L	N	T	E	A	E	C
C	R	U	T	E	D	E	I	N	M	N	L
B	V	R	A	A	V	M	S	O	I	G	A
C	A	N	N	E	L	E	C	R	S	I	I
T	M	T	F	A	T	L	D	A	U	E	R
R	R	V	P	V	Q	A	R	C	H	B	V
P	R	A	L	I	N	E	G	A	T	X	J
C	E	L	F	F	U	O	S	M	M	D	Z

Page 32, 33

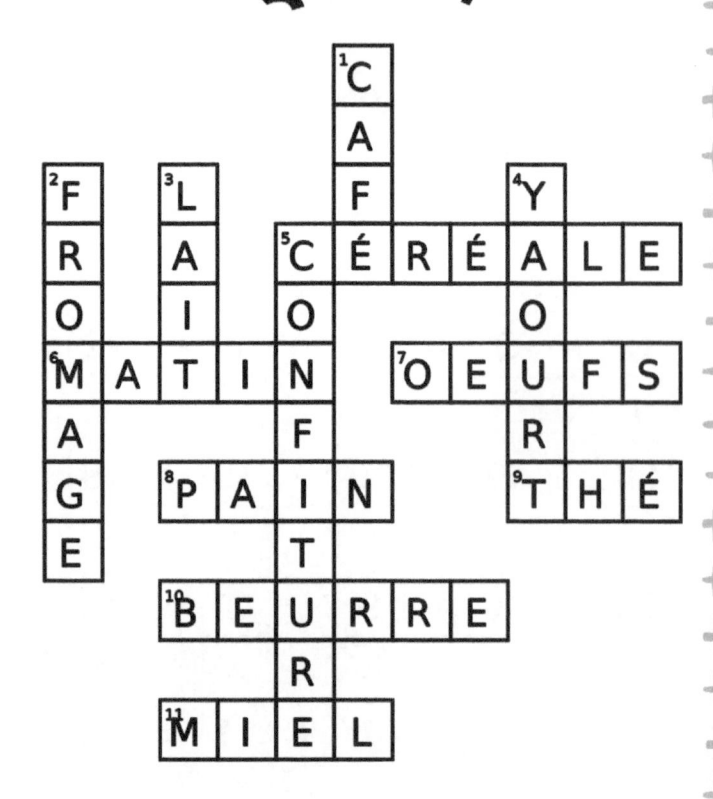

(Crossword solution)
1. CAFÉ
2. FROMAGE
3. LAIT
4. YORT (YOGOURT)
5. CÉRÉALE
6. MATIN
7. OEUFS
8. PAIN
9. THÉ
10. BEURRE
11. MIEL

CONFITURE

Solutions

Page 37

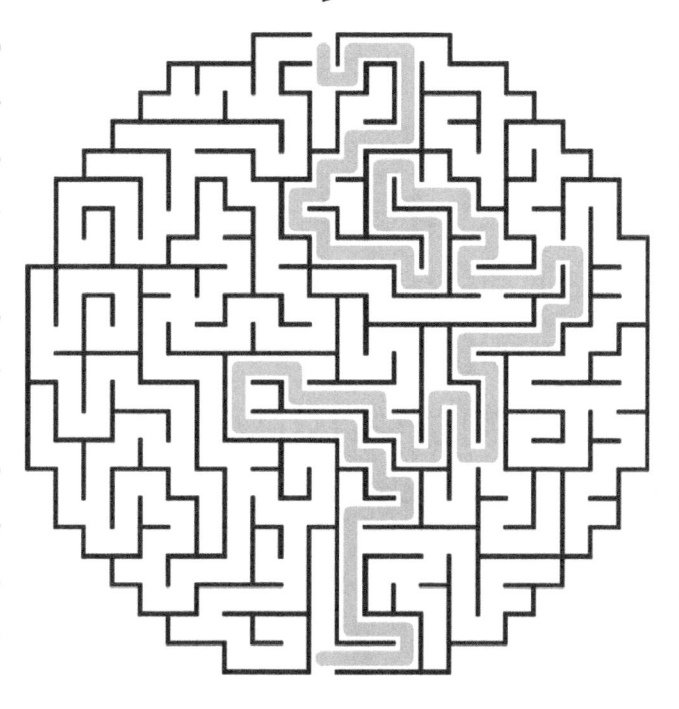

Page 38

Les solutions des suites:

12	10
25	4
99	1000
48	28
54	2
14	4444
7	30
32	43
16	0

Page 39

Ombre 1

Page 40

- **Fleurs** : Rose, Lys, Tulipe, Lotus, Pivoine, Jasmin…
- **Véhicules** : Bus, Moto, Vélo, Camion, Avion, Train…
- **bijoux** : collier, bague, montre, boucle d'oreille, diadème, pendentif, broche, médaillon, camée…
- **habitations**: maison, château, igloo, appartement, chalet, villa, bungalow, hôtel, loft, studio, duplex…
- **oiseaux** : pigeon, aigle, canard, moineau, merle, corbeau, hibou, faucon, cygne, perroquet, chouette…
- **monnaies**: Euro, Dollar, Franc, Dinar, Riyal, Rouble, Yen, Dirham, Roupie …..

Solutions

Page 41, 42

1. Verticalement
2. Supérieure
3. Non
4. Trois

Page 44

▶ Cuite : 4
Suite : 8
Fuite : 7
▶ Potion, action, nation, ration, option.
▶ morille, bolet, cèpe.

Page 43

1. Mélangez
2. Battez
3. Ajoutez
4. Pétrissez, couvrez, reposer
5. Préchauffez
6. Versez
7. Cuire
8. Coupez
9. Servez

Page 45

Intrus 6

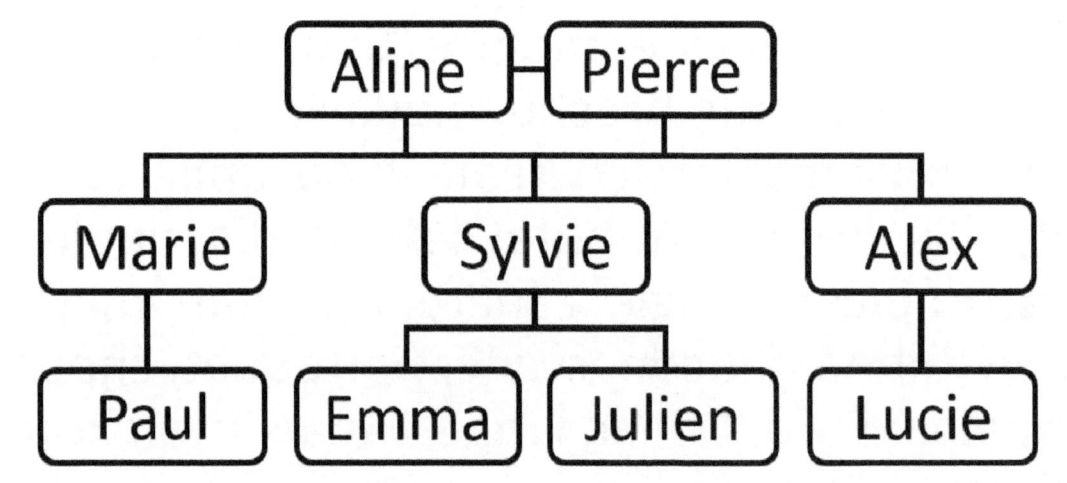

Page 46

Aline — Pierre
├── Marie
│   └── Paul
├── Sylvie
│   ├── Emma
│   └── Julien
└── Alex
    └── Lucie

Solutions

Page 47

Rêveur ≠ Attentif
se hâter ≠ Flâner
Mou ≠ Ferme
Ordinaire ≠ Insolite
Faux ≠ Authentique
Gentil ≠ Odieux
Moderne ≠ Désuet
Absent ≠ Présent
Imaginaire ≠ Réel
Polie ≠ Malpolie
Avancer ≠ Reculer
Sage ≠ Dissipé
Clair ≠ Obscur
Doux ≠ Aigre

Page 51

1. Cartable (car + table)
2. Pinceau (pain + seau)
3. Papier (pas + pied)
4. Clairon (clef + rond)
5. Vernis (verre + nid)

Page 48, 49

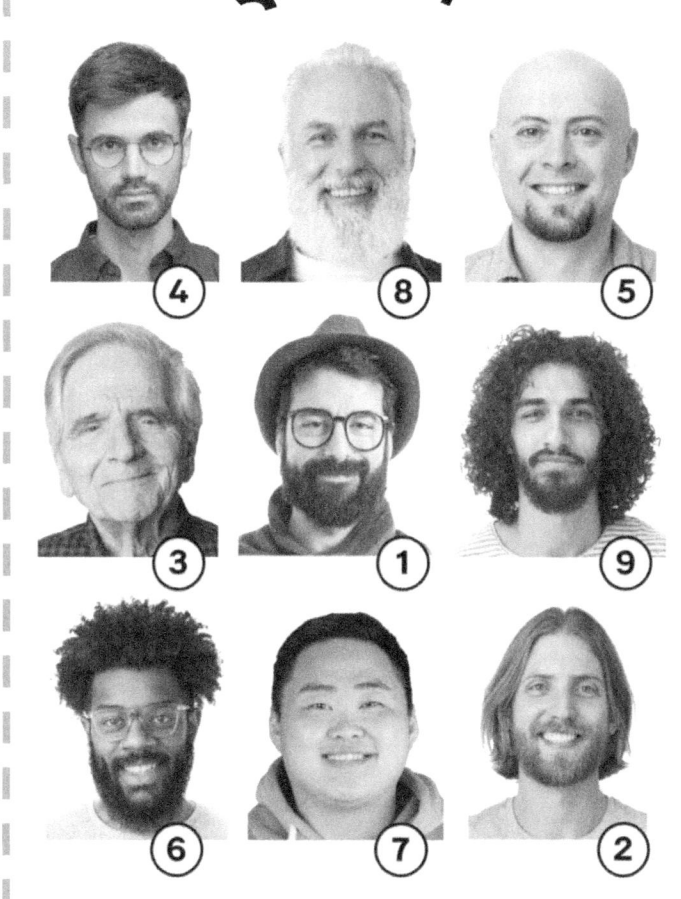

Page 50

les réponses possibles :
➔ gras; grau; gray; grec; grès; gril; grip; gris; grog; gros; grue
➔ poil; pois; poix; pôle; poli; polo; pont; pool; pope; porc; pore; port; pose; pote; pouf; pour

Solutions

Page 52

1. Madrid
2. Pacifique
3. Sakura
4. Chouette
5. Au

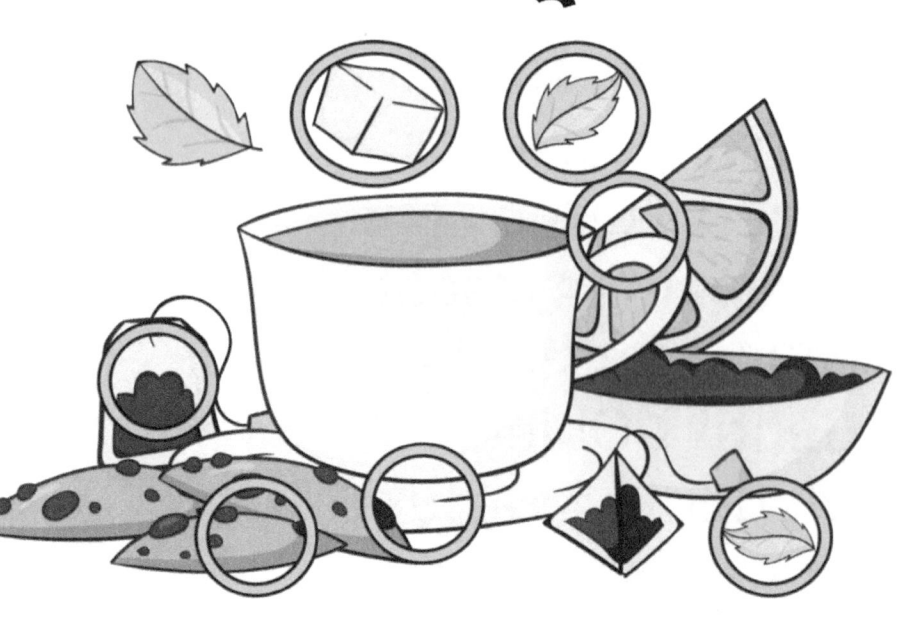

Page 53

Page 54

BAS-KET
MO-CAS-SIN
ES-CAR-PIN
BOT-TI-NE
CLA-QUET-TES
CHAUS-SON
SA-BOT
SAN-DA-LE

Page 55

1. Pâté
2. Glas
3. Esprit
4. Famélique
5. Maintenant
6. Lagune
7. Habitude
8. Moiser
9. Potiron
10. Isocèle
11. nutation

Solutions

Page 57

G	E	S	U	R	P	R	I	S	E	Q	T
T	L	U	T	T	C	H	A	R	M	E	U
R	I	L	Q	N	O	S	D	F	T	A	N
T	X	J	L	I	O	U	U	P	E	Q	O
C	I	V	J	R	G	M	R	P	T	B	I
Q	R	H	C	S	E	A	A	S	T	Z	T
F	L	I	T	E	T	H	M	G	E	M	O
K	E	R	S	E	C	R	E	T	U	N	P
R	O	B	F	T	K	B	C	Z	G	L	C
S	M	X	C	K	A	N	X	P	A	W	C
N	O	I	S	U	L	L	I	Y	B	K	B
R	I	O	V	U	O	P	G	N	L	B	T

Page 61

les réponses possibles :
5 Lettres : outre, rouet, route, touer, toure, troué
4 Lettres : euro, ôter, rote, roue, tore, toue, tour, trou, tuer
3 Lettres : ore, eut, ôte, out, rot, rue, rut, ter, tue, ure, ute

Page 58

21 cercles

Page 62

Intrus 4

Page 63

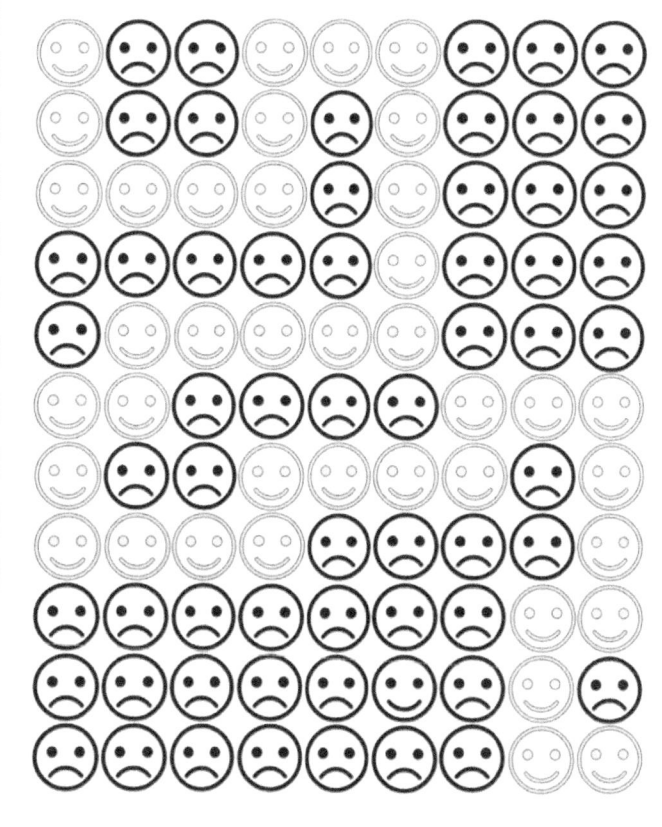

Page 64

A avec 2   B avec 3
C avec 1

Solutions

Page 65

Voici des exemples:
1. Thomas travaille très tard.
2. Des dauphins dansent dans des déferlantes.
3. Le lendemain, Lucas lance les leçons.
4. Sophie savoure souvent sa salade sans sauce.
5. notre nièce Nathalie nourrit neuf nouveau-nés.
6. Paul porte plusieurs paquets pour pique-niquer.
7. Tu trouves trois tapis tachés très texturés.
8. Votre voiture violet va visiter votre vieux village.
9. Ce chat curieux chasse chaque criquet.
10. Mon magnifique miroir me montre mille moments magiques.
11. Aujourd'hui, Antoine apprend à appliquer avec aisance.

Page 66

A avec 2
B avec 4
C avec 1
D avec 5
E avec 3

Page 67

1. JUPE
2. CRAVATE
3. BONNET
4. CHEMISE
5. CHAPEAU
6. GILET
7. SHORT
8. MANTEAU

→ PANTALON

Solutions

Page 68

5319	5953915391353193515<u>93</u>
6407	6446760407460<u>7046</u>6070
0183	38130813831031<u>0</u>883810
4172	421<u>4271</u>427417241<u>1272</u>1
6538	58335<u>6</u>8<u>8</u>3565383583658
7010	10170170<u>1010107</u>710701
9063	306909<u>360</u>9390363096<u>3</u>9
1764	6417417641417<u>17467</u>146
9156	51519<u>69</u>195969<u>16519</u>596
2084	402820482084284<u>0480</u>24

Page 69

Ombre 6

Page 70

P**la**ge
Re**nom**mée
Mé**chant**
Dé**jeu**ner
Re**cher**che
En**vie**
P**rat**ique

Clairon
Feuille
In**fin**i
Nordique
Dossier
Ma**rc**her
é**lit**e

Page 71, 72

4			5
		1	
2			6
	3		

Page 73

M	P	H	A	R	A	O	N	C	L	D	Q
D	D	C	W	R	R	P	Q	K	P	E	D
C	E	R	C	U	E	I	L	M	G	L	N
S	R	V	N	R	R	T	Y	Z	O	M	
E	T	V	S	D	M	C	P	U	R	L	E
G	O	R	E	E	E	T	O	T	E	P	W
A	M	T	C	S	E	E	A	R	O	L	N
D	B	E	H	E	B	N	S	N	P	B	S
N	E	H	A	R	H	Y	A	U	X	S	W
A	A	T	G	T	M	C	J	P	M	F	X
B	U	Y	E	P	Y	R	A	M	I	D	E
L	F	M	L	E	I	M	O	M	D	N	P

Solutions

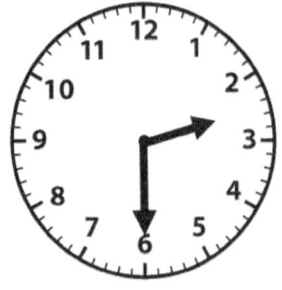

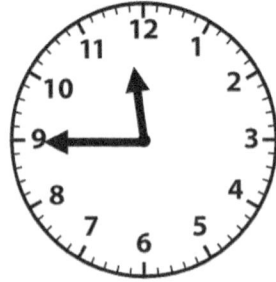

Page 74

| 2 h 30 min | 11 h 45 min | 7 h 50 min |
| 22 h 00 min | 01 h 10 min | 16 h 15 min |

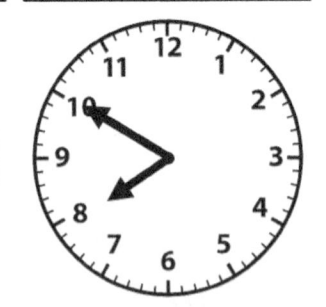

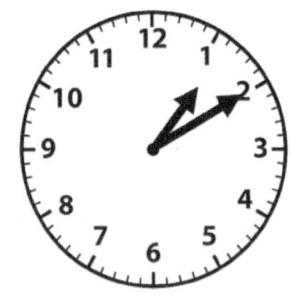

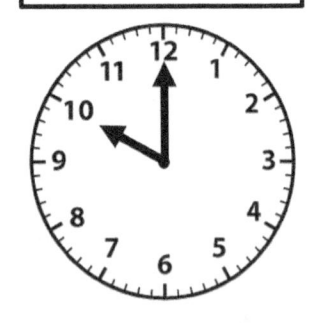

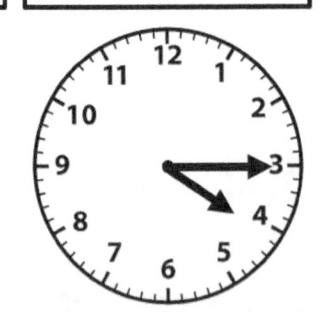

Page 75

Copie miroir 2

Page 76

1. Yuan
2. Italien
3. Van Gogh
4. Jupiter
5. Molière

Page 77

1. Votre nom
2. Tous les mois de l'année comportent 28 jours.
3. vous finissez à la 2ème position.
4. Dans le dictionnaire
5. Enveloppe
6. Il n'y en a pas, c'est une maison de plain-pied.

Solutions

Page 78
Intrus 3

Page 81

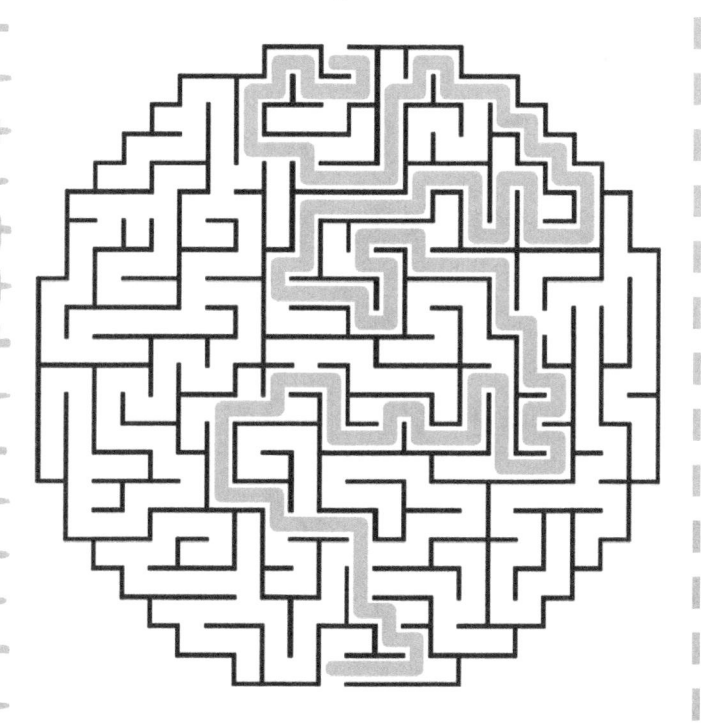

Page 82
Fragment 3

Page 79-80

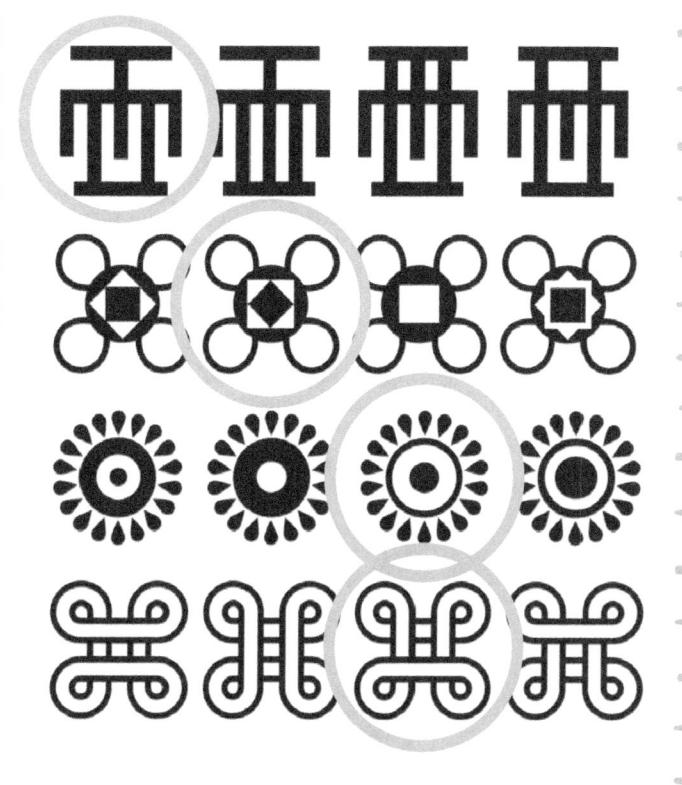

Page 83

Solutions

Page 84

1	4	8	10	17	23	24	28	27
2	7	6	15	20	22	25	26	21
11	10	13	16	19	21	28	32	33
12	14	15	14	17	30	31	29	30
47	45	44	42	41	32	33	34	35
51	57	50	45	43	40	37	36	33
56	55	52	49	46	41	42	87	90
59	58	53	48	50	87	85	88	89
62	61	60	50	80	82	86	91	92
63	64	67	70	72	79	94	94	93
66	65	68	71	73	76	98	97	100

Page 85 - 86

Consulter les mots page 85

Printed in France by Amazon
Brétigny-sur-Orge, FR